推薦序

醫學的發展日新月異，其進展仰賴醫學
一位臨床工作者必須接受的基礎訓練。在這個充滿知識與創新的時代，臨床醫學研究也成為提升醫療水準、改善病患生活品質的重要途徑。即使將來立志專職從事臨床服務與醫學教育，仍然需具備醫學研究的基本能力。古文曰：「文學習則為明師，為明師則顯榮」。很高興成大醫院李青記醫師花費了數年時間，將其至今所有的研究經驗集結成冊，不藏私地將其密技撰寫成《臨床醫學研究 Step by Step：一本教你如何從想法到發表的入門書》，希望此書能為您開啟一扇通向學術成就的門戶，引領您穿越研究之路的每一個階段。據我所知，國內尚無類似的書本出版協助初踏入醫學研究領域的人員。

認識青記醫師應該是 1999 年左右，我於高雄醫學大學附設醫院急診部擔任總住院醫師而青記醫師擔任實習醫師的階段。在傳統的醫學大學附設醫院中，每年教導、接觸過的無數見習醫師、實習醫師，但能讓我留下深刻印象者屈指可數。記得青記醫師當時即展現非常積極的學習態度與對於知識的渴望，對於教導的各項技能、知識與臨床工作均勉力以赴。這樣的學習動力也呼應日後他對於臨床的工作與醫學研究的成就與榮耀。

每一位成功的醫學研究者，一定多多少少走過許多冤枉路，不僅花費了許多金錢，浪費了的無數寶貴的時間與青春，更甚者拋家棄子、散盡家財。若有好的老師帶領，固能避免走冤枉路並節省寶貴時間與金錢。而這本書所扮演的角色即如同一位醫學研究者的「明師」，為初學者提供一個全面且易懂的指南，從提出研究假說、研究設計、統計分析、圖表製作、論文寫作、以至論文發表，每一個步驟一一地呈現。無論您是一位熱愛臨床醫學研究的醫學生、實習醫師、住院醫師、甚至主治醫師，還是對醫學研究充滿好奇心的其他臨床人員，這本書都將是您在學術旅程中的得力助手。我相信，此書能幫助每一位醫學研究者快速地入門並擴展學術視野。

臨床醫學研究是一個充滿挑戰的領域，是一種知識的積累，更是一種創新的過程，這本書能為您提供寶貴的知識和啟示，成為您追求學術成就的指南明燈。透過這本書，希望激發您對臨床醫學研究的熱情和探索精神。祝福有志在臨床醫學研究者一帆風順、收穫豐富！

義守大學 醫學院 院長
義守大學 醫學科技學院 院長
義大醫院 執行副院長
林俊農 教授 謹誌
2023 年 8 月 6 日

推薦序

這是本內容實用的小書，很適合引領學子一探研究之路；許多精華薈萃的段落，也值得在學術領域默默耕耘的學者靜心品味。

李青記醫師具有感染醫學專業背景。之前短暫轉任急診期間，他對於臨床實務問題的熱忱和執著讓人印象深刻，也在急診醫學與感染醫學的接合領域挖掘出不少極佳的研究題材。這些思考，在本書第一步驟「如何提出假說」與第四步驟「研究設計」，有很詳實的描述。青記確定專任研究型主治醫師之際，正當急診進行組織改造，將原本平面化的內部架構分為「學能」，「技能」，「功能」三大組，橫擴縱深，好讓醫師群有較為明確的發展目標與分工合作。臨床，研究，教學，是醫學發展的支柱。青記也很豪爽地答應請求，擔任其中一組的研究指導，情義相挺，感懷於內。

青記幾年前發心說要編寫冊子，討論如何進行研究，好協助住院醫師入手。起心動念時有因緣，實現理念靠的卻是決斷與恆毅。因而本書淨稿躺在我辦公桌時，實在驚喜，但更多的是敬佩。青記將他二十年經驗轉化為研究的十個步驟，清晰扼要，好讀易懂，文字內容與思路模式均為佳作，很值得推薦。

成功大學醫學院醫學系 教授
成功大學醫學院附設醫院 醫務秘書

2023 年 8 月 7 日

自序

自擔任「研究型主治醫師」一職以來，工作重點之一，是協助年輕的研究者解決其臨床研究與發表上的困難；因此，從而了解研究新手們最常遭遇的瓶頸與困難。另一方面，職務上亦有許多機會到院內各科室分享自身在臨床研究的經驗，在日積月累中，逐漸啟發出把我的自身經驗與演講的內容匯整成專書，讓研究的新手有一本實用且能解惑的參考書，這便是我寫這本書的初衷。

由於評鑑規定及整個醫療大環境的改變，許多臨床工作者往往需投入臨床研究才能獲得升遷的機會。臨床研究這條路之所以坎坷，無非是需要很多大量且紮實的背景知識當作基礎，再加上實務經驗的累積，才足以獲得成果；這些研究背景知識如生物統計學與流行病學等，雖然都是在學生生涯所學過的，但研究新手往往不知如何運用在臨床研究(即雖已牢記劍譜，但遇敵仍無法馭劍)；最重要的，如果再缺乏好的師長可以傳承經驗，往往在研究的眾多環節中遇到挫折而放棄。臨床研究的步驟相當多，且彼此環環相扣，因此這本書乃採 step by step 的方式鋪陳，而且在每一步驟中分享我的筆者經驗與看法；另外，在本書後半段加入筆者曾鑽研過的系統性文獻回顧 (systematic review) 與統合分析 (meta-analysis): 在最後一章為筆者所整理，為英文論文寫作上常犯的錯誤與實用的技巧，其中所提到的一些概念，都是曾經困擾過筆者的。希望此書可以幫助研究新人解決所遇之瓶頸且避免犯錯，以期在研究路上走得較為順遂。

本書適合的族群是所有想入門從事臨床研究的工作者，不管你是醫學生、住院醫師、醫檢師、護理師或者是其他醫事人員；希望此書能為大家打開進入臨床研究的大門，也期許此書能提供臨床研究者進階的捷徑。本書主旨亦在拋磚引玉，期待該書的出版可以讓更多人投入臨床研究，間接在實務上可以提升病患照顧的品質。**本書的編排方式是在各步驟中以主題式論述，以 ➢ 符號代表每個主題，在各主題中**

再以●符號分次主題，次主題中若需再細分，則以■符號做區別。文中的重點也會以圖表的形式做整理，便於閱讀。

最後，感謝我的恩師柯文謙副院長一路以來的指導與支持，也感謝義守大學林俊農院長無償的幫忙，以及醫院中許多同事與研究夥伴的協助；更謝謝內人多年來毫無保留的支持與一雙兒女的陪伴，是我最重要的心靈雞湯。由於研究領域如浩瀚宇宙，個人所知有限，此書難免有疏漏與錯誤之處，敬請各界先進與讀者不吝指教，以期內容能持續精進，讓該書更可以符合同好的需求。

李青記

癸卯年 初春

于 安平東西巷一龢堂

作者簡歷

李青記 , Ching-Chi Lee MD, MSc

Email: chichingbm85@yahoo.com.tw

學歷

高雄醫學大學公共衛生學士

高雄醫學大學醫學士

國立成功大學臨床醫學研究所碩士

現職

國立成功大學醫學院附設醫院

臨床醫學研究中心 研究型主治醫師

經歷

國立成功大學醫學院附設醫院 急診部 主治醫師

國立成功大學醫學院 醫學系 急診學科 講師

國立成功大學醫學院附設醫院 內科部 感染科 主治醫師

國立成功大學醫學院 醫學系 內科學科 臨床助理教授

長榮大學 醫學研究所專任助理教授

長榮大學 醫學研究所專任副教授

期刊編輯

Associate editor, BMC Infectious Diseases

Guest Editor, Pathogens

Guest Editor, Antibiotics

著作

目前發表 SCI 學術論文 120 餘篇，研究主題為菌血症與困難梭狀桿菌感染，內容涵蓋急診、重症醫學、老年醫學、微生物與感染等相關議題。

代表原著 (original) 論文 (2021 impact factor)

- Timing of appropriate empirical antimicrobial administration and outcome of adults with community-onset bacteremia. ***Crit. Care*** 2017;21:119. (IF:19.33, 第一作者)
- Beneficial effects of early empirical administration of appropriate antimicrobials on survival and defervescence in adults with community-onset bacteremia ***Crit. Care*** 2019;23:363. (IF: 19.33, 第一作者)
- Empirical third-generation cephalosporin therapy for adults with community-onset Enterobacteriaceae bacteremia: impact of revised CLSI breakpoints. ***Int. J. Antimicrob. Agents*** 2016;47:297-303. (IF:15.44, 通訊作者)
- Propensity-matched analysis comparing the therapeutic efficacies of cefazolin and extended-spectrum cephalosporins as appropriate empirical therapy in adults with community-onset *Escherichia coli*, *Klebsiella* species, and *Proteus mirabilis* bacteremia. ***Int. J. Antimicrob. Agents*** 2016;48(6):712-718. (IF: 15.44, 通訊作者).
- Comparing the therapeutic efficacies of third-generation cephalosporins and broader-spectrum beta-lactams as appropriate empirical therapy in adults with community-onset monomicrobial Enterobacteriaceae bacteraemia: a propensity-score matched analysis. ***Int. J. Antimicrob. Agents*** 2017;49(5):617-823. (IF: 15.44, 通訊作者)
- Clinical benefits of antimicrobial de-escalation in adults with community-onset monomicrobial *Escherichia coli*, *Klebsiella* species and *Proteus mirabilis* bacteremia. ***Int. J. Antimicrob. Agents*** 2017;50:371-376. (IF: 15.44, 第一作者)
- Short versus long duration antimicrobial treatment for community-onset

bacteraemia: A propensity-score matching study. ***Int. J. Antimicrob. Agents*** 2019;54:176–183. (IF: 15.44, 第一作者)

- Community-onset bacteremia in kidney transplant recipients: fare well in terms of mortality and kidney injury. ***J. Microbiol. Immunol. Infect.*** 2016;49:685-691. (IF: 10.27, 通訊作者)
- Clinical predictors of the leading pathogens in human immunodeficiency virus-infected adults with community-onset bacteremia in the emergency department: The importance of transmission routes. ***J. Microbiol. Immunol. Infect.*** 2018;51:392-400. (IF: 10.27, 第一作者)
- Propensity-matched analysis of the impact of extended-spectrum β-lactamase production on adults with community-onset *Escherichia coli*, *Klebsiella* species, and *Proteus mirabilis* bacteremia. ***J. Microbiol. Immunol. Infect.*** 2018;51:519-526. (IF: 10.27, 第一作者)
- *Clostridioides difficile* infection in patients with hematological malignancy: a multicenter study in Taiwan. ***J. Microbiol. Immunol. Infect.***2021;54(6):1101-1110. (IF: 10.27, 通訊作者)
- Clinical significance of potential contaminants in blood cultures among patients in a medical center. ***J. Microbiol. Immunol. Infect.*** 2007;40:438-444 (IF: 10.27, 第一作者)
- Clinical significance of toxigenic *Clostridioides difficile* growth in stool cultures during the era of nonculture methods for the diagnosis of C. difficile infection. ***Microbiol. Spectrum*** 2021;9(2):e00799-21. (IF:9.043, 第一作者)
- Prognostic Effects of Delayed Administration of Antimicrobial Therapy in Older Persons Experiencing Bacteremia with or without Initial Sepsis Presentations. ***J. Am. Med. Direct. Associ.*** 2022;23:73-83. (IF:7.802, 第一作者)
- Bacteremia due to extended-spectrum-lactamase-producing *Enterobacter cloacae*: Role of Carbapenem Therapy. ***Antimicrob. Agents Chemother.*** 2010;54(9):3551-3556. (IF:5.938, 第一作者)
- Clinical benefit of appropriate empirical fluoroquinolone therapy for adults

with community-onset bacteremia in comparison with third-generation cephalosporin therapy. ***Antimicrob. Agents Chemother.*** 2017;61:e02174-16. (IF: 5.938, 第一作者)

- Age-related trends in adults with community-onset bacteremia. ***Antimicrob. Agents Chemother.*** 2017;61(12):e01050-17. (IF: 5.938, 第一作者)
- The Potential of Probiotics to Eradicate Gut Carriage of Pathogenic or Antimicrobial-Resistant Enterobacterales. ***Antibiotics*** 2021;10:1086. (IF:5.222, 第一作者)
- Prognostic Effects of Inappropriate Empirical Antimicrobial Therapy in Adults with Community-onset Bacteremia: Age matters. ***Frontier in Medicine*** 2022;9:861032. (IF:5.058, 通訊作者)
- Pitfalls in using serum C-reactive protein to predict bacteremia in febrile adults in the ED. ***Am. J. Emerg. Med.*** 2012;30:562-569. (IF: 4.093, 第一作者)
- The impact of overcrowding on the bacterial contamination of blood cultures in the ED. ***Am. J. Emerg. Med.*** 2012;30:839-845. (IF: 4.093, 第一作者)
- Risk factors and outcome of *Pseudomonas aeruginosa* bacteremia among adults visiting the ED. ***Am. J. Emerg. Med.*** 2012;30:852-860. (IF: 4.093, 第一作者)
- Impact of inappropriate empirical antibiotic therapy on outcome of bacteremic adults visiting the emergency department. ***Am. J. Emerg. Med.*** 2012;30:1447-1456. (IF: 4.093, 第一作者)
- Different impact of the appropriateness of empirical antibiotics for bacteremia among younger adults and the elderly in the ED. ***Am. J. Emerg. Med.*** 2013;31:282-290. (IF: 4.093, 第一作者)
- Atypical presentations of dengue disease in the elderly visiting the ED. ***Am. J. Emerg. Med.*** 2013;31:783-787. (IF: 4.093, 第一作者)
- Different clinical presentation of community-onset bacteremia among HIV-infected and HIV-uninfected adults in the ED. ***Am. J. Emerg. Med.*** 2014;32(10):1241-1247. (IF: 4.093, 第一作者)

目錄

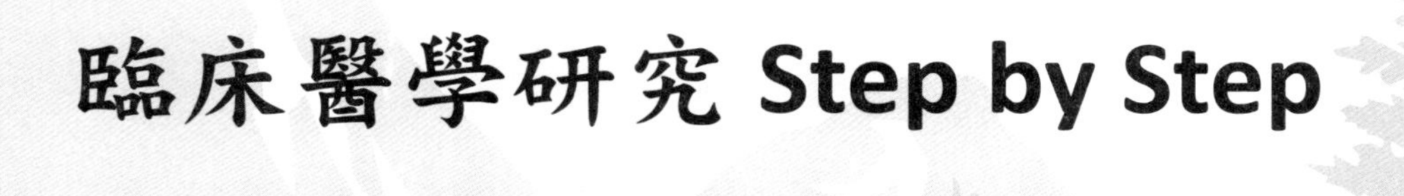
臨床醫學研究 Step by Step

Step 1. 如何提出假說

不論是基礎或臨床研究，科學研究本質上就是一個「假說的建立與不斷論辯的過程」，所以**提出假說(hypothesis)往往是踏出研究的第一步**。臨床工作者著手於臨床研究，筆者認為**最大的利基點是可藉由平日的觀察中，發現問題而提出假設**。在此強調，一定要從臨床上去發現問題，當有一個臨床現象重複出現而未被證實時，深入去研究此現象時的成功機會較高，即該假說被推翻的機會較低；換句話說，當天馬行空或毫無根據的發想來提假說時，則該假說很容易被推翻，讓研究新手遭遇重大挫折，而在研究路上卻步。

研究的原則中要「**大膽假設(豐富的學識與智慧之頓悟)，小心求證(周延之思維與確實之驗證)**」。之所以可以大膽提出假設，是必須著眼於小心求證。因為唯有循環不斷的假說、擬定與辯證，才讓所提出的假說越來越接近事實。可是從事臨床工作者往往沒有那麼多的時間一直來反覆驗證我們的假說。所以建議在找假說的時候，筆者建議不要太大膽，太過於天馬行空。一定要讓你的假說是有能力證實的；換句話說，**就是要有能力(即時間與經費)來擬定你的研究計畫來驗證你的假說**。

➢ 假說的建立和辯證過程

科學研究的基本原理為猜測與否證，提出的假說在概念上是為了「否證」(先提出假說，並蒐集資料盡力將它否定掉)；**對研究者而言，假說應該逐步地去做修正、改善，並在下一次的研究提出來，若修正後的假說又無法被否定掉的話，該假說就會越來越完美，且越來越接近真實**。以一則生活上經驗為例(選哪家餐廳舉辦忘年會)，我們先假設A餐廳比B餐廳好(提出假說)，去品嘗該餐廳的各種餐點與場地勘查後(即收集資料來做驗證)，即可確定A餐廳比B餐廳好；那A餐廳再經過下一階段考驗，證實比另外的餐廳(如C、D…)更好吃，所以就可得一結論說 A 餐廳就是目前我們所屬的區域中，可能是最合適舉辦忘年會的餐廳。

理論上做研究都要提出假說，所以假說的擬定有可能是天馬星空的，或者是整理過去很多的想法在某個時間點突然想通了。無論如何，這假說都必須經由實驗去驗證它，若假說被否定，代表要提出新的假說；若無法被否定，代表目前最接近真實的假說；之後再修正假說變成更進一步的假說，然後再進入下一個研究過程。研究的過程順利的話，提出的假說一直不斷精進與研究，當一直重複這過程，研究的結果會越來越接近所謂的「事實」。

➢ 利用「穆勒歸納法則」(Mill's methods) 來提假說

提出假說可遵循「Mill 五種歸納法則」(Copi, 1972)，即一致法 (method of agreement)、差異法 (method of difference)、同異並用法 (joint method of agreement and difference)、剩餘法 (method of residues) 與共變法 (method of concomitant variation)。**其中筆者認為其中的「差異法」，是臨床醫師比較合適用來提出假說的推理方式**。

1. 一致法 (又稱「求同法」): 如在不同的情況或機構內發現某一種疾病，而這些不同的情況下或機構內，均同時有某一特定因素的存在，此時便可以提出假說「此特定因素很有可能就是導致疾病的病因」。例如，在不同性別、種族或居住地區時，喝酒病患的肝癌發生率都比不喝酒病患高，便可以提出「喝酒導致肝癌」的假說。
2. 差異法 (又稱「求異法」): **在所觀察的各個事情裡找出差異之處**。像是倫敦的霍亂，發現了在 A 公司的自來水取水口附近的人，就是容易得到霍亂，而 B 公司較不會，就可以從 A 與 B 公司的自來水取水口下手研究。舉例來說，臨床上，可以看不同的藥物治療，在病人的癒後上有無差異；不同的開刀方法，看病人的住院天數、癒後與醫療花費上有無差異；或者是不同的檢測方法，在相同的病人族群有無差異。所以當你發現，臨床上有一些奇怪的地方，就可以想想看可不可以利用差異法來建立你的假說。接下來在研究設計裡，便可以利用該差異的有無歸類到暴露組與非暴露組；此外，**若要凸顯差異法，在研究設計上暴露組跟非暴露組的設計，就要除了暴露因素不一樣以外，其他的因素都盡可能一樣，才能解釋是「暴露的差異導致結果的差異」**，此觀念是研究新手很常忽略的，詳見「step 4 研究設計」第 21 頁中「古典實驗中的操縱變項、控制變項與應變變項」一節。

3. **同異並用法**：即「一致法」與「差異法」的併用法。當觀察兩個以上的族群，當發現族群中某疾病的發生都會與某一特定因素有關，而且當此特定因素不存在時則該疾病也會消失，則可懷疑該特定因素就是該疾病的危險因子。
4. **剩餘法**：例如肝癌的發生，當研究者將其可能導致的因素 (如 B 肝、C 肝、喝酒等因素) 排除後，剩下的因子 (如黃麴毒素) 便可假設會不會是導致肝癌的原因。
5. **共變法**：此法則的基本原理是「**劑量與反應之線型關係**」**(a linear dose-response relationship)** 的建立。例如，當不同觀察組群中肝癌的發生率隨著酒精的暴露劑量的增加而增加 (反之，隨之減少而發生率下降)，則可提出假說，認為酒精的暴露可能是導致肝癌之原因。

➢ 利用差異法來提假說的實例

在此提供筆者的兩個成功的例子，來詳述如何在臨床上發現問題，再利用差異法的推理方式去提出假說。

1. **第一個例子 : C-reactive protein (CRP) 與菌血症的關係**

   在急診擔任主治醫師的期間，筆者觀察到很多罹患菌血症的病患，在急診抽血時，CRP 都正常 (小於 7 mg/dL)。跟我在當住院醫師與總醫師時，看到很多菌血症的住院病人 CRP 都一百多，甚至高達兩三百的情況不一樣。在查文獻後得知，CRP 是肝臟製造的，通常是啟動 (感染) 後 6 小時才開始製造，在第二天或第三天才會到達高峰。

當時我的想法為「是否因為台灣就醫方便，菌血症病患當一發燒就馬上到急診，當下抽的 CRP 還來不及分泌，以致急診所看到的菌血症病人 CRP 都正常？」，所以當時我的假說就是：「這些病患 CRP 值的差異在於抽血測 CRP 的時間點距離症狀（發燒）時間差的不一樣」。在病房，住院病人都發燒好幾天後才抽 CRP；而在急診，病人在發燒幾個小時內就被抽 CRP；所以差異就在於抽 CRP 的時間點。這個假說後來被證實，發表於 *American Journal of Emergency Medicine 2012;30:562-569.* 文章標題為 Pitfalls in using serum C-reactive protein to predict bacteremia in febrile adults in the ED。

2. 第二個例子，是關於菌血症病人的抗生素治療時間

在急診擔任主治醫師時，筆者習慣會去追蹤住院的病人之後續病況。然而，卻意外發現這些病人中罹患菌血症的，有五分之一往往在住院之後 (即在病房或加護病房時) 才會接受到合適 (appropriate) 的抗生素治療。一般而言，在急診室由於血液培養的報告都還未知，抗生素給予的策略都是經驗性 (empirical) 療法；也就是說，這些菌血症的病患有五分之一，在急診室期間並未接受到合適的經驗性抗生素治療。

在當時，學界對於經驗性抗生素的治療概念，認為對於嚴重敗血症與敗血性休克的嚴重病患，延遲給予合適的經驗性抗生素治療，的確是會影響病人的癒後；可是對菌血症的病人，延遲給予對癒後影響還未知。另一方面，學界對菌血症一般都視為較嚴重的感染症，通常需要住院接受 iv-form 抗生素治療並找出感染來源。

基於上述兩個觀點，筆者提出假說為「對於菌血症這類較嚴重的感染症，經驗性抗生素治療的合適與否，也會影響病人的癒後」。同樣的，此一假說也是利用這種差異法的邏輯，同樣是菌血症病人，在急診有無接受到合適抗生素這項差異，會不會造成病人癒後差異。這個假說後來被證實，發表於 *American Journal of Emergency Medicine* 2012;30:1447-1456，標題為 Impact of inappropriate empirical antibiotic therapy on outcome of bacteremic adults visiting the emergency department。順著這個發現，筆者提出進一步假說；對於菌血症病人，是不是病況愈嚴重，延遲給予合適抗生素治療對其癒後的影響愈厲害。這個假說後來也被證實，發表於 *Critical Care* 2019; 23:363，文章標題為 Beneficial effects of early empirical administration of appropriate antimicrobials on survival and defervescence in adults with community-onset bacteremia。

筆記欄

Step 2. 找文獻或參考書來回答你的問題或假說

學術研究是「站在巨人的肩膀上」往上爬，追求的是「把既有知識的邊界往前推」；**所以學術研究最忌諱的是「缺乏創新 (novelty)」，也就是要避免 me too study，造成學術界資源的浪費**。當你在臨床端發現問題時，第一個要查詢的資料是該學術領域的參考書或教科書 (textbook)，若書上已經很明確的回答你的問題，請及時放棄雜念，請你再接再厲在臨床上發現新問題。如果參考書上隻字未提，接著可利用學術搜尋，判斷之前的研究結果能不能回答你的問題；如果過去的研究都一面倒的回答了你的問題時，也請及時放棄雜念，再接再厲發現新問題。假設搜尋後發現之前的研究結果有不一致的時候，亦可以利用「統合分析」(meta-analysis) 來回答你的問題。若是過去文獻上都找不出任何可以回答你問題的文章時，代表機會來了，便可以開始計劃你的臨床原創性研究 (original study)。

在醫學領域上，常用的搜尋資料庫有 **google 學術搜尋 (google scholar)**、**Embase** 與 **MEDLINE** 這三種電子文獻資料庫。因為 google 學術搜尋在使用上的便利性，其內建乃依引用的次數來排列搜尋結果，亦可以根據年份來限制搜尋內容，筆者建議初學者可先使用 **google 學術搜尋** (使用上較為方便)，先做個大致上文獻的粗搜尋，即利用幾個關鍵字 (keyword)，也就是你假說中所提及的暴露 **(exposure)** 與結果 **(outcome)** 等相關關鍵字，就可以知道你的假說目前在學界有無研究著墨，還是已經有數以百計的文章在討論了。

- 分享筆者經驗

  最近被年輕醫師諮詢，其研究主題是關於 COVID-19 流行期間在急診診斷與治療急性冠心症 (acute coronary syndrome) 的時間會不會被延遲，這個問題對臨床相當重要，但筆者對此主題的創新性 (novelty) 有疑慮。於是，筆者利用 **delayed diagnosis**、 **COVID-19**

與 **acute coronary syndrome** 這三個關鍵字在 google 學術搜尋做搜尋，搜尋結果發現關於這個議題的研究相當的多，其中有數篇研究報告提到 COVID-19 流行期間的確急性冠心症的診斷與治療時間會被延遲，如 *QJM* 2021;114(9):642–64、*Current Problems in Cardiology* 2023;48(4):101575 與 *Scientific Reports* 2023;13: 5120。甚至有文章名為 The Direct and Indirect Effects of COVID-19 on Acute Coronary Syndromes 的 review article (*Cardiology Clinics* 2022;40(3): 309-320) 已被發表；此時，我能給的最佳建議就是更換研究題目。

Step 3. 了解研究效度與研究偏差

當你根據臨床上的觀察建立假說之後，在進入研究設計之前，必須要先建立研究「效度」(validity) 與「偏差」(bias) 的概念，才能避免在研究設計上出現重大瑕疵，造成日後 garbage in garbage out 而白忙一場的結局。

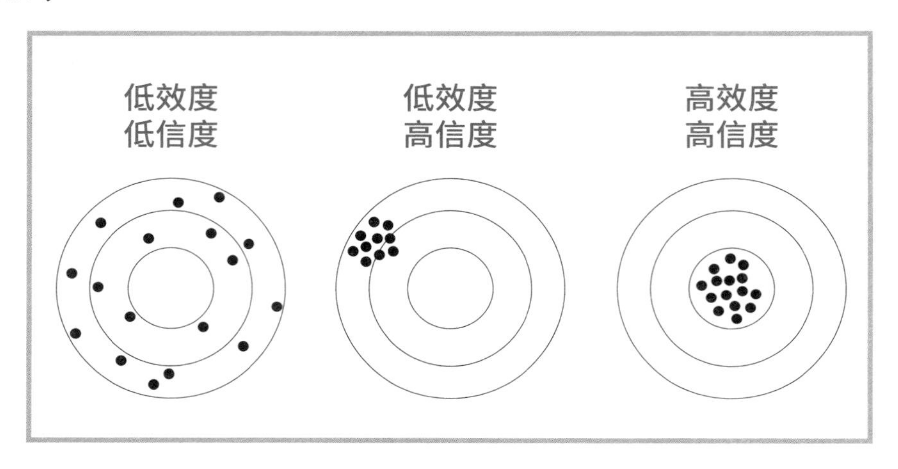

➢ 研究效度

研究效度是指「研究結果與事實的差異」，也就是打靶的點 (研究結果) 與靶心 (事實) 的距離；研究效度的高低，會牽涉到此研究結果有對於學術界或解決臨床問題有無幫助。而研究偏差 (bias) **是指「造成此差異 (即干擾到打靶者沒有正中靶心) 的原因」**。在流行病學與臨床研究中如何避免偏差是至關重要的，所以流行病學家常被稱為處理偏差的專家 (experts of bias)，一旦偏差太大，會讓你的研究失去價值，當然也會影響到你的論文發表與否。

- **研究效度可分為兩種：**
  1. 外在效度 (external validity): 將研究結果套用在研究族群之外，如不同的地方與國家，若出現相同的結果則代表具有好的外在效度。舉例來說，外在效度是評估打靶者在不同的靶場是否都能正中靶心。

2. 內在效度 (internal validity): 將研究結果套用在研究族群之內的次群體 (subgroup)，如性別或不同年齡層，若在這些次群體也呈現相同的結果，則代表該研究具有好的內在效度，好的內在效度是很多臨床研究 (尤其是大數據分析) 必須要求的。

- **內在效度的評估：**

評估內在效度**的好壞需利用**「敏感度分析」(sensitivity analysis)；例如，在從事健保資料庫研究時，要確認某一疾病的存在與否通常會利用診斷編碼 (如 ICD-9-CM code)，習慣上，當該診斷編碼在門診出現三次以上且住院出現 1 次時，便可定義該病患被診斷此一疾病。此時如何進行敏感度分析呢？常被使用的方法為，可以改定義為只要門診或急診出現 1 次該診斷編碼就算有罹患此疾病，最後再分析用前後採不同疾病定義所得的結果是否相同。若結果相同，代表研究結果不會敏感到因疾病的定義而影響到結果，也就是「敏感度分析」不敏感，即可判定該研究結果具有好的內在效度。

➢ 研究信度 (Reliability)

是反映研究結果的品質：不管有無正中靶心，**打靶的點是**是否能重複出現的能力，也就是評估精準度好壞。研究信度另一個比較容易理解的講法，也稱為「再現性」(reproducibility)。

➢ 研究偏差 (bias)

研究偏差產生 (沒有正中靶心) 的原因很多，可以來自於系統性的問題（像是槍的準心或瞄準線歪了）、隨機誤差等原因。**臨床研究中的常見偏差一般可歸類於以下三種：選樣偏差 (selection bias)、資訊偏差 (information bias) 與干擾 (confounding)**。

- 選樣偏差 (selection bias)：以下分別介紹「病例對照組研究」(case-control study) 與「**世代研究**」**(cohort study)*** 中容易發生的選樣偏差：

    - 病例對照組研究 (case-control study)：在此舉兩個例子說明：

      案例一　有位醫師想研究喝酒與酒精性肝癌的發生之間有無相關性 (如下表)，於是從服務醫院的門診找 100 位罹患肝細胞癌的病人為病例組，其中 50 人有喝酒的習慣；再從該醫院的急診中找 100 位無肝細胞癌病人為對照組，發現其中 90 人有喝酒的習慣；統計結果為勝算比 (odds ratio [OR])** = 1/9，因為 OR 小於 1 而得出結論為「喝酒是肝細胞癌的保護因子」。

      此一結論明顯與事實不符，這差異即為選樣偏差所造成 (即因為對照組選取出了問題)，因為很不巧的，該醫院因為鄰近高速道路，其急診患者主要都是酒駕出車禍的傷患，所以飲酒的比例高達 90%。反之，如果將對照組的對象選取轉移至一般社區醫院的急診，則統計結果變為勝算比 (OR) = 2.14，因為勝算比 (OR) 大於 1 而得出結論為「喝酒是肝細胞癌的危險因子」。正因為沒有選樣偏差而造成該研究的結果與事實相符（即正中靶心）。

*「病例對照組研究」與「世代研究」的概念請詳見「Step 4. 研究設計」。

**「odds ratio」的概念請詳見「Step 6. 選擇合適的統計方法」第 61 頁。

選樣偏差		酒精性肝癌 病例組(門診)	對照組(急診)
飲酒	是	50	90
習慣	否	50	10
		100	100

Odds ratio = (50*10)/(90*50) =1/9<1

無選樣偏差		酒精性肝癌 病例組(門診)	對照組(急診)
飲酒	是	50	30
習慣	否	50	70
		100	100

Odds ratio = (50*10)/(90*30) =2.14>1

案例二　另一個有名的例子是刊登在 *New England Journal of Medicine* 1981:304(11):630-633，是探討喝咖啡與胰臟癌的關係；病例組是胰臟癌的病患，對照組是同一家醫院中非胰臟癌的病患，實驗設計為回溯去詢問兩組病患之前的生活習慣。該研究也是因為對照組的選擇錯誤而出現選樣偏差，因為所選的對照組都是胃潰瘍的病患，胃潰瘍的病患本來就少喝咖啡(即無法真正反映出非胰臟癌的全部人喝咖啡的狀況)；相對來說胰臟癌的病患喝咖啡的比例就會更多了。

所**以在病例對照組研究中如何去避免選樣偏差，最好的方法是對照組選取到足以代表到背後母群體**(即上述兩個例子中足以代表社區中喝酒或喝咖啡狀況的病人群)，這樣最可以避免該偏差。**另一個方法是做多醫院 (multicenter) 的研究**，就可以避免上述兩個例子的選樣偏差。

- 世代研究 (cohort study): **世代研究的證據力之所以比病例對照組研究強，其中一個重要的原因為世代研究較無選樣偏差的問題**，因為世代研究就追蹤一群人(這群人即稱為世代）而不用去選對照組。然而該研究方法也需考慮選樣偏差是否存在。以下分為前瞻性 (prospective) 與回溯性 (retrospective) 來做說明：

1. 前瞻性世代研究：該類實驗設計必須先考慮所追蹤的群體 (population) 能不能代表所有群體，**若能代表的群體越廣時，則選樣偏差愈小，外在效度也愈大**。
2. 回溯性世代研究：因為是回溯性，所以那些因為資訊不全而無法測量暴露或結果的病人須排除，**一旦排除的人數太多，也可能出現選樣偏差**。以筆者的菌血症回溯性世代研究為例，研究結果為菌血症發生後 30 天死亡率，暴露是測量正確的抗生素治療的時間點，如果太多人因自動出院而無法得知其 30 天有無死亡，或者是太多人因病歷記載不全而無法得知正確的抗生素治療的時間點，則選樣偏差愈大。

- 資訊偏差 (information bias)

資訊偏差又稱**測量偏差 (measurement bias)**。以下表為例， A 醫生想研究肝癌與喝酒的相關性而發起世代研究。他發現 60 位肝癌患者中有 50 位是有喝酒習慣的，沒有得病的 140 位中有 50 位有喝酒，所以肝癌患病者中有喝酒習慣的比例比較多，計算出危險比 (risk ratio [RR])* = 5。但另一位 B 醫師，他認為肝癌與喝酒一定有相關，所以當他遇到喝酒習慣的病人時就幫他安排較多的檢查，讓這些病人較容易被診斷出肝癌。所以當這一群病人讓 B 醫師診治時，100 位喝酒習慣的病人中，肝癌病人數從 50 變成 60 人，危險比 (RR) 上升為 12。此時，**危險比 (RR) 的這一改變就是因為資訊偏差的干擾。**

* 危險比 (risk ratio) 的概念請詳見「Step 6. 選擇合適的統計方法」第 61 頁。

No bias		肝癌		
		得病	未得病	
喝酒習慣	暴露組	50	50	100
	非暴露組	10	90	100

Risk ratio (RR) = (50/100)/(10/100) =5

In formation bias		肝癌		
		得病	未得病	
喝酒習慣	暴露組	60	40	100
	非暴露組	5	95	100

Risk ratio (RR) = (60/100)/(5/100) =12

- **常見的資訊偏差有下列三種**

1. 不死的時間偏差 (immortal time bias): **是前瞻性世代研究容易發生的資訊偏差**，最有名的例子是刊登 在 *Journal of the American Society of Nephrology* 2007;18:993-999 的研究，該研究指出當有多科別團隊介入腎臟病患的照顧時，對患者的癒後較好；該研究設計為收案完成後才開始介入，但是研究團隊收案就花了 1 年半的時間，因為收案時間太長，有些病患在收案的過程中就死亡，因無法介入而歸為對照組，因而出現「不死的時間偏差」。該研究並不是對照組選錯了 (故不是之前所提的選樣偏差)，而是因為很多病患活得不夠久而歸類到對照組所造成的偏差。「The Secret of Immortal Time Bias in Epidemiologic Studies」一文即有該偏差的詳細介紹與對該研究的評論，詳見 *Journal of the American Society of Nephrology* 2008;19:841-843。

2. **過高/過低估計偏差（overestimate/underestimate bias）**：例如在隨機對照試驗(RCT)中若未設計成雙盲，醫師會因為患者是新藥組而做較多的檢查，對於安慰劑組則做較少的檢查，故兩組所得到的資訊會有偏差，亦為常見的資訊偏差。上述肝癌與喝酒的相關性研究結果即是受此種資訊偏差所干擾。
3. 回憶偏差（recall bias）：**也是種回溯性研究常見的資訊偏差**。請病人回想過去的狀況時，就很容易造成該類資訊偏差。請病人回想是幾天以前發燒的狀況或過去一周內吃過哪些藥，就很容易出錯；但如果是回想幾個小時前的事就比較不會出現此一偏差，在研究設計時須注意。

➢ 干擾 (confounding)

干擾因子 (confounding factor, 又稱 confounder): 同時影響暴露 (exposure 即操縱變項，一般稱為X) 與結果 (outcome，一般稱為Y) 的因子即稱之。 不論是造成選樣偏差還是導致資訊偏差所的因子，皆可稱為「干擾因子」。**是在研究設計裡最必須處理的核心問題。**

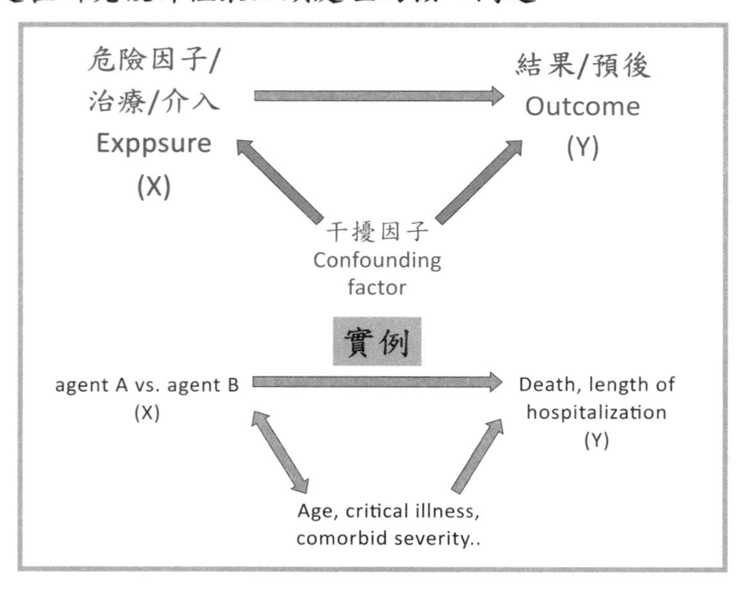

以下舉一個生活化的例子來增強讀者對干擾因子的了解：

李小姐到一家帽子專賣店買帽子，他一一試戴店裡的每一頂帽子。該店有 A 與 B 專櫃 (如下表)，在 A 專櫃有 10 頂藍帽與 20 頂紅帽；藍帽中有 9 頂合適李小姐，合適率是 90%；紅帽有 16 頂合適，合適率是 80%。所以她覺得藍帽比較合適。接著他去 B 專櫃，該專櫃有 20 頂藍帽，只有 4 頂合適，合適率是 20%、10 頂紅帽有 1 是合適的，合適率是 10%。所以她得出結論：不論是 A 與 B 專櫃，都是藍帽比較適合。第二天她又去同一家店，但店家重新裝潢後，把 A 與 B 專櫃打散了，她又重新一一試戴帽子，30 頂藍帽有 13 頂合適，合適率 43.3%、30 頂紅帽有 17 頂合適，合適率 56.7%。所以重新得出結論是紅帽比較適合。

	第一天				第二天	
	A 專櫃		B 專櫃			
	藍帽	紅帽	藍帽	紅帽	藍帽	紅帽
合適	9	16	4	1	13	17
不合適	1	4	16	9	17	13
合計	10	20	20	10	30	30
合適率	90%	80%	20%	10%	43.3%	56.7%

解析→第一天不論是 A 與 B 專櫃，都是藍帽比較適合，但第二天卻是紅帽比較適合；明明李小姐的頭圍沒有改變，店家內也是陳設同樣的帽子，為什麼兩天會得出不同結論呢？**其原因就是「專櫃別」這個干擾因子的干擾**。專櫃別和帽子顏色有關，不同專櫃的顏色比例不同，專櫃 A 的藍紅比為 10/20，專櫃 B 則是 20/10。專櫃別和合適率的高低也有關係，專櫃 A 合適率比較高 (80-90%)，專櫃 B 合適率較低 (10-20%) 左右。**因為專櫃別同時和鞋子顏色（視為 X）以及合適率（視為 Y）有關，所以它就是干擾因子。**

- **干擾因子的確認與控制**

  如何確認干擾因子：在進行統計分析之前，必須先注意你的資料中，**除了暴露 (X) 之外的其他變數，如年齡、性別或教育程度等臨床變項有沒有可能影響結果 (outcome, Y)**，若出現顯著統計差異，則有可能是干擾因子；另外也需注意，在文獻中已證實可影響你研究中結果 (outcome) 的因子，是否在你的資料中亦為干擾因子？當研究設計時，若未控制這些干擾因子，則研究結果會受到干擾而得到錯誤的結論。

  控制干擾因子的作法：可分別或同時利用「研究設計」與「統計分析」來控制干擾。

  - 研究設計：研究設計上可分別使用「限制」、「匹配」與「隨機分派」三種方法來控制干擾因子。

    1. 限制：舉例來說，若性別會干擾研究結果，就限制特定性別去做分析，但不能回推此特定性別的研究結果到全研究人口。因此，限制雖能控制干擾，但會限制研究的適用範圍。
    2. 匹配：

       (1)　個人配對（individual matching）：例如做病例對照組研究時，當選擇一位 65 歲喝酒男性作病例組時，也找另一 65 歲未喝酒男性作對照組；藉著匹配性別和年齡，使性別、年齡不能滿足干擾的條件而無法造成干擾。

       (2)　頻率配對（frequency matching）：例如做病例對照組研究時，當病例組平均年齡 65 歲，有六成是男生，找另一組一樣平均年齡 65 歲，六成是男生為對照組來配對，使性別、年齡不能滿足干擾的條件而無法造成干擾。

       (3)　傾向分數 (propensity score) 匹配：現今很常用

的匹配方法，只適用於觀察型研究。方法上是使用很多的變項去計算機率（當作分數）所得出的配對結果，得出的配對結果是由很多因素所共同導致的（整體而言看對照組與病例組分數是接近的，但不意味著在每一個配對裡的年齡、性別、疾病嚴重程度都是一樣）。**利用觀察型研究做 propensity-score matching，他的證據力可以比同隨機對照試驗（randomized controlled trial, RCT）**。此匹配方法會在之後的各論中詳細介紹。

(4) 致盲 (blinding)：分為單盲 (single blinding): 受試者不知道使用的是新藥還是安慰劑。雙盲 (double blinding): 受試者與評估患者健康的醫師也不知道服用的是新藥還是安慰劑。三盲 (triple blinding): 連分析資料的人員也不知道服用的是新藥還是安慰劑。

3. 隨機分派 **(randomization)**: 當樣本數夠大時，同樣是 65 歲男生，當一個分派到新藥組，另一個便會分派到對照組，如此兩組性別、年齡一樣；藉由隨機分派，外在因素就與暴露的有無無關。**不僅是已知的干擾因子，隨機分派可以連未知的干擾因子也能獲加以控制**，這也是臨床研究設計中，隨機對照試驗 (RCT) 證據力最強的原因。

- 統計分析：可利用「年齡標準化」、「分層分析」與「模式建構 (迴歸分析)」來控制干擾因子。**其中臨床研究最常用的是多變數分析。多變數分析在統計學上叫做迴歸 (regression) 分析**，會在「Step 6. 選擇合適的統計方法」的各論中詳細介紹。

Step 4. 研究設計

➢ 古典實驗中的操縱變項、控制變項與應變變項

在設計研究時，一定要有**操縱變項 (independent variable)**、**應變變項 (dependent variable)** 與**控制變項 (control variable)** 這三個名詞的概念。操縱變因為「實驗者操縱改變的變項」，例如臨床試驗中想要測試的藥物或診斷方法，一般我們通稱為暴露 (exposure) 或 X。應變變項為「實驗的結果」，一般我們通稱為結果 (outcome) 或 Y。控制變項為「除操縱變項之外其他會影響實驗結果的所有變項」。

在研究設計上，實驗組與對照組只能准許操縱變項的不同，其他變項需皆控制在相同條件下 (即控制變項都要盡可能一樣)，才能判定實驗的結果是由操縱變項導致，即 X 的改變能直接反應出 Y 的改變。**在臨床上，由於病患特異性太高、疾病種類與嚴重度差異大、且臨床上的變項太多了，如何控制「控制變項」對年輕研究人員是相當具有挑戰性，一定要注意**。舉當下最熱門的 COVID-19 為例，若研究的操縱變項為不同的抗病毒藥物，而應變變項是短期死亡率 (short-term mortality) 時，必須控制的變項則包括所有已知或未知 (但有可能) 會影響死亡的因子，如有無施打疫苗與其種類、病毒株的種類、病人的年紀與共病、COVID-19 發病時嚴重程度、免疫抑制劑的使用、類固醇的使用與照顧的品質 (有無遵循指南) 等，這些因素都是必需要考慮，**也代表在收集資料不可或缺的變項**。

一旦你在收集資料的過程漏掉了重要的控制變項，在投稿時審稿者 (reviewer) 或編輯 (editor) 一定會要求你補遺，此時就必須再花時間跟人力成本重新再收集臨床數據，再跑一次統計分析，再重新製作圖表；**這種因為控制變項的缺失 (missing) 所付出代價即大，研究者一定要切記**。至於如何在自建資料庫時避免此類遺憾，請見「step 5. 選擇或自建資料庫」。

➢ 研究設計的分類

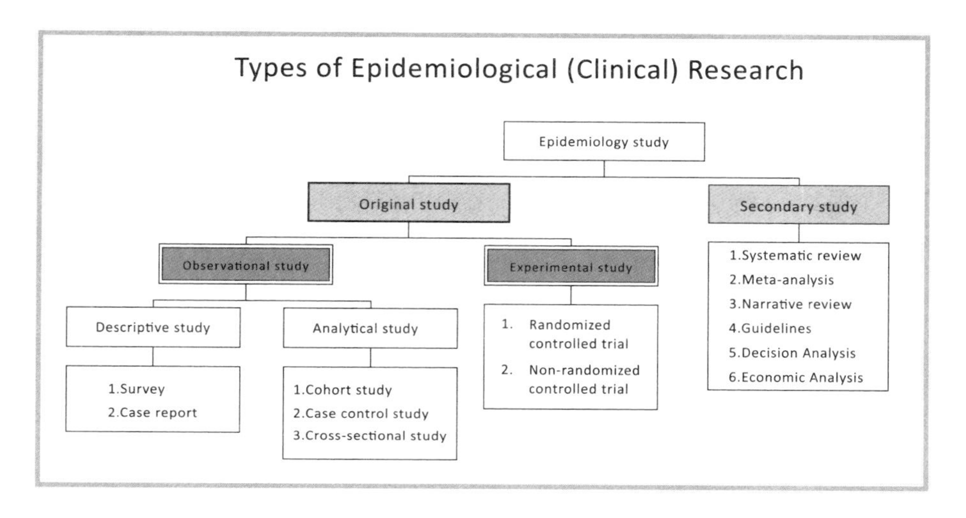

臨床(流行病學)研究原則上可分為「原創型研究」(original study)和「次級研究」(secondary study)。原創型研究則是文獻上未發表的資訊，不管是利用你自身收集的資料庫或是現存的資料庫做分析。而次級研究是用目前文獻上已發表的資訊來做後續分析，筆者通稱為「二手資料研究」。

- 原創型研究：一般又可以分為「觀察型研究」（observational study）和「實驗型研究」（experimental study）。兩者的差異主要為前者無研究者的介入(intervention)，而後者有之。**實驗型研究最有名的就是「隨機對照試驗」(randomized controlled trial, RCT)**，另外還有一種「非隨機對照試驗」(non-randomized controlled trial)。觀察型研究又可以分為「描述型研究」（descriptive study）（通常是 case report）和「分析型研究」（analytical study），**常見的分析型研究包含**「世代研究」(cohort study)、「病例對照組研究」(case-control study) **與**「橫斷面研究」(cross-sectional study）。

- 次級研究：**此類研究最有名的就是**統合分析 (meta-analysis)。**統合分析通常必須著眼點在**「系統性文獻回顧」(systematic review)。因為統合分析是把現存的文獻資料拿來做分析，所以在 review 時不能漏掉任何一筆資料，會讓所收集來的資料有偏差 (bias)。所以統合分析通常都必須要配合系統性文獻回顧。相對於系統性文獻回顧，另外一種 review 文章叫作「敘述性文獻回顧」(narrative review)。這種 review 比較偏向於專家的意見，通常是大師才有資格來寫這種文章，該專家會傾向去收集他覺得比較好的文章來做 review。本書關於系統性文獻回顧與統合分析的介紹，分別於「系統性文獻回顧」與「統合分析」兩個章節內詳述。

➢ 不同的臨床研究設計之證據強弱

Clinical Original Studies - Levels of Evidence

- Randomized Controlled Trials
- Prospective Cohort Study
- Retrospective Cohort Study
- Case-control Study
- Case Series

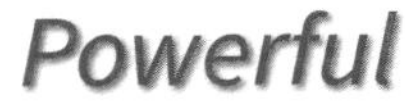

Weak

在臨床的原創型研究中，隨機對照試驗 (RCT) 證據力最強，之後是前瞻式世代研究 (prospective cohort study) 與回溯式世代研究 (retrospective cohort study)，其次是病例對照組研究 (case-control study)，證據力最弱的是連續型病例報告 (case series)。在上方圖形中，為何愈上方的研究設計證據力愈強？因為愈上方的研究設計，由設計所衍生出的偏差 (bias) 和干擾因子 (confounding factor) 愈少；也就是越上面的研究設計所得結果愈接近事實。

所以當假說設定之後，能做隨機對照試驗 (RCT) 是最好的，不然退而求其次，可以選擇做前瞻式世代研究；然而，當你的資源 (人與錢) 都無法支持你時，也可以做回溯式世代研究或病例對照組來驗證你的假說。筆者在一開始做急診的菌血症研究，也是選擇從回溯式世代研究與病例對照組研究入手。

➢ 隨機對照試驗 (RCTs) 之優缺點

隨機對照試驗(RCTs)

- The strongest study design to establish “Cause and Effect”
- The strongest evidence of clinical original studies
- Possible explanations for the association between exposures (X, i.e., risk factor or treatment) and outcomes (Y):
  - Confounding ⬇ and bias ⬇

隨機對照試驗 (RCTs) **最大的優點就是他可以直接解釋出因果**。另外的優勢，此設計**所衍生出的 bias 和 confounder 是所有設計方法中最少的**。甚至，很多未知的 confounder 都可以藉由隨機化 (randomization) 這個步驟把它消除。

然而，隨機對照試驗仍然有以下的缺點：

1. **不是所有假說都可利用隨機對照試驗來驗證**。當操縱變項 (independent variable) 或控制變項 (control variable) 違反醫學倫理時則無法執行該研究。例如，不能故意讓病人接受錯誤的療法或不接受目前已證實有益的治療，這個就違反了倫理。所以文獻中很多強調真實世界 (real world) 的研究，就是為了回答因為無法進行隨機對照試驗來驗證的問題或假說。

2. **隨機對照試驗花費成本極大**。因此，對於追蹤時間長的大規模觀察型研究，亦可比照與隨機對照試驗中相似的方式進行校正，從而最大程度減少偏差。其中，最常用來校正的方式為傾向分數配對 (propensity-score matching)；**當好的觀察型研究加上傾向分數配對，其證據強度可媲美隨機對照試驗**。

➢ 觀察型研究各論

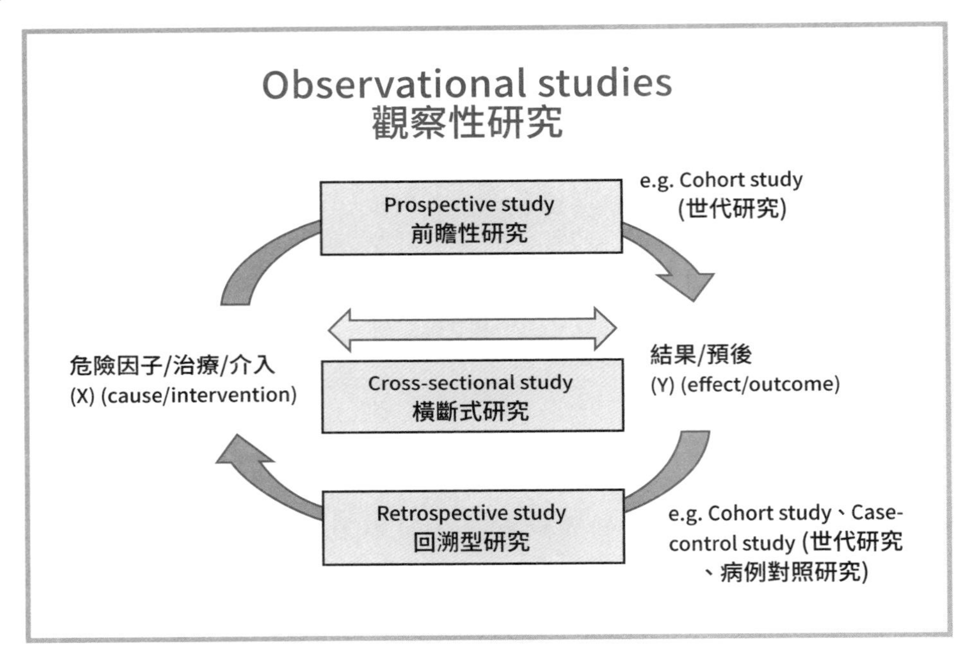

依病人追蹤的時序，觀察型研究可分為前瞻性研究（**prospective study**）、橫斷性研究（**cross-sectional study**）與回溯性研究（**retrospective study**）。其中，**橫斷性研究無法用時間的前後來講因果關係，因為它就是看一個時間橫切面的狀態**。譬如：目前糖尿病的盛行率、癌症的盛行率、癌症病人的一些狀況、死亡率等，就是研究某個時間點的狀況。**雖然只有隨機對照試驗可以直接說明因果，而觀察型研究中前瞻性與回溯性研究則是根據時間先後來說明因果**。

- 世代研究（cohort study）

就是**鎖定較易有暴露的一個固定族群(即稱為一個世代)做追蹤（例如某一個社區的老年人，往後追蹤十年），觀察在某種暴露(X)之下，有無疾病(Y)的發生**。可觀察這個疾病的發生率與暴露的效應大小。當然，若暴露後很快就產生疾病或是該疾病發生率較高，就可以縮短追蹤的年限。該研究設計是在所關注的疾病發生之前就開始，縱向追蹤到關注的疾病發生，這類研究能用時間關聯性來確定疾病與的暴露因果關係。

以狹義定義來說，世代研究一般都是做前瞻性（prospective）**追蹤，但也可以做**回溯性（retrospective）**追蹤**。例如，筆者鎖定急診罹患菌血症的這群病患，可往前推他之前接受的治療，會不會與菌血症發生時的嚴重度或菌種有關；亦可往後追蹤病患接受的治療會不會與其癒後有關。**此研究方法最大的缺點為**「不適用於罕見疾病」，因為追蹤的年限要延長，才能讓暴露組與非暴露組的發生率出現有統計學上的差異，較不符合成本考量。該類研究設計的代表文章見 *New England Journal of Medicine* 2011;365:337-346。

- 病例對照研究（case-control study）

此種研究方法只能做回溯性追蹤。做法上是先找一群病例組（已發病）及對照組（未發病），然後往前追蹤之前暴露的狀況在兩組有無差異。例如找一群慢性阻塞性肺病 (Chronic obstructive pulmonary disease, COPD) 的病人為病例組，再找另一群未罹病的族群為作對照組，然後往前追蹤抽菸的狀況在兩組有無差異，來判定抽菸是否會造成慢性阻塞性肺病的發生。代表文章見 *New England Journal of Medicine* 2008;358:1137-1147 與 *New England Journal of Medicine* 2016;374:1145-1154。

- **世代研究與病例對照研究的差異整理如下表**

	世代研究	病例對照研究
實驗組	暴露著	患病者
對照組	未暴露	未患病者
缺點	1.追蹤個案易 2.缺失診斷標準改變	1. 合適的對照組難選 2. 暴露資料不易周全
適用時機	1.稀有暴露 2.常見疾病	1.稀有疾病 2.常見暴露
偏差來源	診斷評估	暴露評估
研究成本	高（追蹤年限較長）	低（追蹤年限較短）

- 橫斷面研究（cross-sectional study）
該研究亦稱「橫向研究」或「患病率研究」。顧名思義，做法上是在特定的人群中，**以抽樣調查或普查的方式，獲取特定時間點上該族群中疾病或健康狀況的資料；該研究合適於評估急性或慢性疾病的患病率**，但因為對時間關係不了解，所得數據不宜推斷因果關係，故不能回答疾病原因或治療 (intervention) 成果的假說。另一方面，此類研究設計不適合用於罕見疾病。

該類研究的代表文章見 *New England Journal of Medicine* 2010;362:1090-1101。另一個有名的錯誤代表例為 *Ophthalmology* 2010;117(11):2088-2099，此研究乃比較青光眼患者與非青光眼患者的在臨床上的異同點，該文章在標題就寫出其研究設計為病例對照研究，由於病例對照研究一般是指回溯性的研究，而該研究因為只收錄 2005 年這個時間點上，使用台灣健保資料庫的資料來比較這兩組病患；因此，該研究在學理上應歸類為橫斷面研究，而不能歸類於病例對照研究。

- 病例交叉研究 (case-crossover study)

病例交叉研究綜合了病例對照組研究**及**交叉研究 (crossover study) **的設計概念**，其目的是為了克服病例對照組研究在選擇對照組時所衍生的偏差 (bias)。**而該研究設計中，每一病患可做為他自己的對照組**。由於只收錄病例組，故該研究又稱「case only study」；且必須在病例組發生特定疾病或結果 (outcome, Y) 之前有經歷特定暴露 (exposure, X)，才可以使用該研究設計中。

作法上，這種研究設計就是比較相同研究對象在急性疾病 (或事件) 發生之前的一段時間之暴露程度，與自己在發生該疾病 (或事件) 的某段時間內的暴露程度進行比較，以判斷該暴露與事件的發生有無關聯，並計算出該關聯之程度。此種設計的優點，因研究個體不會改變，即可以自動配對 (automatically match) 每個病例及其對照組 (如性別、共病、BMI 等)；**當這些病患的基本特徵若是可能的干擾因子 (confounder) 時，可採用此種研究設計加以控制**。

須注意，該研究只適用於下列條件 :(1) 結果 (Y) 必須是突發事件 (或急性病症)，如急性心肌梗塞；不適用於慢性疾病，如高血壓、糖尿病與癌症等這些需要長時間累積的疾病。(2) 所選擇的暴露 (X) 種類，其程度必須是會隨時間改變的，如血型與身高這種不會隨時間改變的暴露，則不宜使用該研究設計。(3) 暴露所造成的效果必須是短暫的 (transient)，如服用藥物後，體內的濃度會因代謝而降低的，便適用該研究設計；反之，如截肢這種永久性的傷害則不宜使用。

設計該類研究前，必須先知道四個關於時間的專有名詞 :1. 暴露時間 (effect period): 暴露效果 (即 X) 發生的時間到該效果消失的時間。2. 病例時間 (case period): 又稱危害時間 (hazard period)，是指突發事件或急性病症 (即 Y) 發生前的一個時間段。3. 控制

時間 (control period)，是指在時間軸上與「病例時間」不重疊的時間段，但長度需與「病例時間」相同。4. 沖刷時間 (washout period)，是指「病例時間」與「控制時間」兩者之間的時間間隔。目的是為了避免暴露的效果延續到下一個時間段，所以需藉由這段時間將暴露的效果沖刷掉。**簡單來說，「暴露時間」如果放在突發事件或急性病症 (即 Y) 發生前，就稱為「病例時間」；若未放在突發事件 (或急性病症) 發生前，則稱為「控制時間」。重點是，「控制時間」的長度需與「病例時間」相同**。最終，藉由比較「病例時間」與「控制時間」的暴露勝算 (odds)，即可獲得該暴露的勝算比 (odds ratio; OR)*，亦可用以估計相對危險性值 (risk ratio; RR)*。

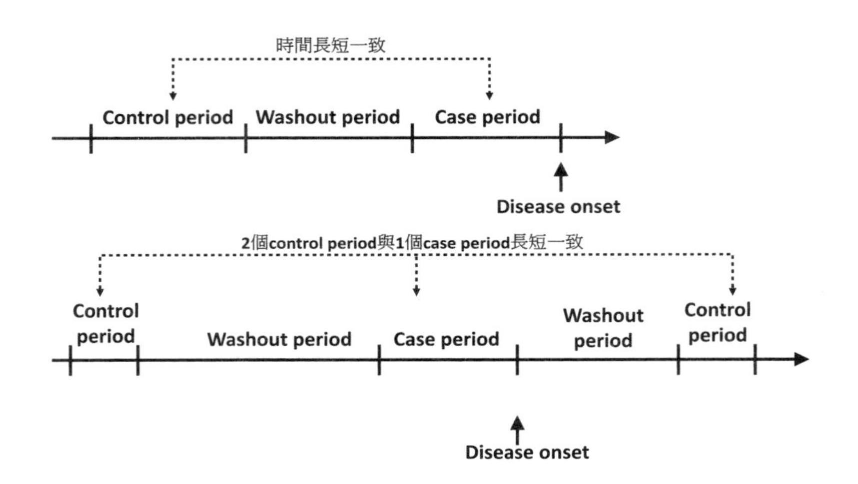

如上圖，病例交叉研究又可分為「單向」(unidirectional) 以及「雙向」(bidirectional) 病例交叉研究。**單向病例交叉研究的「控制時間」在「病例時間」之前**。該種收集方式是考慮到疾病 (或事件) 的發生有可能影響到後來的暴露，一旦當生病後就不再暴露時，便可採用「單向」。**雙向病例交叉則是將「控制時間」分別放在「病例時間」之前與之後**。例如，研究水汙染與腎臟疾病的關聯性時，當水質並不會因生病而改善時，「雙向」研究較為合適。反之，如果該暴露是種生活習慣，可能會因為疾病的發生而改變，便可採用「單向」；例如，想研究抽菸與心肌梗塞的關聯性時，因為往往發生心肌梗塞後病患就戒菸，此時，單向病例交叉研究則較為合適。病例交叉研究的代表文章為 *Journal of gastroenterology and hepatology* 2008 ;23(10):1549-1555，該研究即是探討服用中藥與罹患急性肝炎而住院的關係。

➢ 前導性研究（pilot study）

為一種小型臨床研究，其結果可幫助之後正式的大型臨床研究（即主要試驗）的實驗設計更為完善。例如前導性研究的結果可推論出之後的正式臨床研究所需的樣本數 (病人數) *，以估計日後所需的人力成本與經費。以隨機對照研究 (RCT) 為例，**前導性研究的實驗組和對照組的設計都與之後的主要試驗一致，但樣本量較主要試驗小**，代表例可參考 *New England Journal of Medicine* 2013;369:640-648.

* 勝算比與相對危險性值的概念詳見「step 6. 選擇合適的統計方法」第 61 頁。

* 樣本數的計算詳見「step 5. 選擇或自建資料庫」中第 35 頁。

➢ 筆者經驗分享

根據在「Step 1. 如何提出假說」中筆者的兩個例子，在此分享當初如何做研究設計：

例一：**CRP level** 跟菌血症的關係。需做隨機對照試驗嗎？因為無介入，所以只需做觀察型研究。要做前瞻性還是回溯性研究？如果用回溯去看每個病人從發燒到抽 CRP 的時間差可能嗎？因為病歷上不可能每個病人都記錄到發燒的時間點。所以為了減少資訊偏差 (information bias) 的發生，也為了讓每個病人都可以拿到發燒和抽 CRP 的時間點，所以應選擇做前瞻性研究。當鎖定一群發燒且懷疑菌血症的病人，追蹤幾天後，就可以知道病人有無菌血症，而被鎖定的這些病人都可以一一在急診問到發燒的時間點。這樣可以得到每位病人發燒與抽血驗 CRP 的時間差。那要做世代研究還是病例對照組研究？由於世代研究的證據比較強，所以當初選擇做世代研究。

例二：**菌血症病人的抗生素治療時間**。一開始先思考要做實驗型研究還是觀察型研究？基於倫理考量，不能故意讓病人在急診接受不合適的抗生素治療，所以只能做觀察型的研究。要做前瞻性還是回溯性研究？這個問題當時我考慮很久。如果做前瞻性研究，當時的我的研究人力沒辦法負荷 (當時是急診的第二年主治醫師)。所以我做回溯性研究。為什麼當時有足夠的條件做回溯性研究呢？因為從急診進來住院的病人的每一個用藥的時間點、病人在住院過程中有沒有死亡，都可以在病歷得到這些臨床資料。如此，最基本的 X 跟 Y，與其他須被控制的臨床變項，都可以藉由回溯型的資料收集拿到，所以當初選回溯性研究。要做世代研究還是病例對照組研究？因世代研究的證據比較強，我的選擇是做世代研究。此外，也考慮到做病例對照組研究的困難處，當選了一群因菌血症死掉的病人當作病例組時，無法選取合適的對照組。所以最終選擇做回溯型世代研究，來做資料收集及後續的分析。

➢ 新英格蘭醫學雜誌 (New England Journal of Medicine) 中的回溯式世代研究

觀察型研究也不見得對臨床無貢獻而無法登上一流的期刊。雖然新英格蘭醫學雜誌刊登的研究一般以隨機對照試驗 (RCT) 為主，但以這一篇回溯型世代研究為例，文章標題為 Observational Study of Hydroxychloroquine in Hospitalized Patients with Covid-19 (*New England Journal of Medicine* 2020; 382:2411-2418)，即使該研究是單一醫學中心 (single center) 的資料分析，卻可以被新英格蘭醫學雜誌登出，筆者分析可能的原因有以下四個優點，讓這篇研究可以在頂級的期刊登出：

1. 此研究是探討 hydroxychloroquine 治療 COVID-19 患者的癒後，而在當時還沒有隨機對照試驗 (RCT) 來佐證此藥物對 COVID-19 的療效。

2. 在當時 COVID-19 對醫療體系的負擔極大，而治療上有相當棘手，有效的抗病毒藥尚未問世，所以急需了解 hydroxychloroquine 此藥的療效。

3. 雖然這篇的實驗設計是回溯型世代研究，它使用了一些配對的技巧，即採用當時極為流行的「傾向分數匹配」(propensity-score matching)，盡量減少了干擾因子 (confounder) 的干擾。

4. 該研究也做敏感度分析 (sensitivity analysis)，來檢視其的內在效度 (internal validity) 的問題。

Step 5. 選擇或自建資料庫

當決定了研究方法之後，接下來就是選擇合適的資料庫來挑戰你的假說。而如果沒有現成的資料庫可適用，或是現有資料庫無法滿足你的需求時，這時，就只能靠自己建立資料庫。

➢ 建立個人專屬的資料庫

筆者建議，**資料庫的建立一開始宜以小型的世代或病例對照研究為目標，以便較快得到成果發表文章**，有初步的成果後有助於拿到研究計畫，當你建立了許多小型的資料庫後，手上的計畫經費才能資助你將手上片段的資料庫整合成大型且連續的世代研究資料庫；有了此一大型世代研究資料庫的基礎，才有機會刊登在較好 (即影響指數 [impact factor] 較高) 的期刊。

在開始創建你個人專屬的研究資料庫之前，請先思考下列重要問題：

1. 做世代追蹤研究還是病例對照研究？
2. 當你選擇做世代追蹤研究時，是做回溯性還是前瞻性研究？
3. 要收集那些變項？**此點是資料庫的建立最重要的，也是大家最易犯的錯誤**。筆者建議，在決定變項的種類時，除了研究者了解假說的 X 與 Y，要多多閱讀與研究主題相關的文章 (最好是 review article)，文章內所提到的任何變項，不管現階段的你認為有無意義都要收錄。千萬不要在收資料的途中才發現缺少某一重要的控制變項 (control variable)，又要重頭再一次。
4. 要收多少人？樣本數當然是越大越好，但是必須考量你的人力物力，**可以先做前導性研究 (pilot study)，再根據初步結果利用統計學上的檢力 (statistic power) 來推估可產生有意義結果所需的樣本數**，一般檢力訂在 0.8 到 0.9 之間即可。請記住，樣本數可以提高研究結果的穩定性，但無助於降低研究結果的偏差，所以一開始的研究設計是最重要的。檢力的計算並不難，網路上也有一些線上工具可利用，筆者推薦以下網址

https://clincalc.com/stats/Power.aspx；網路上也有一些網站提供研究者利用前導研究的結果來估算樣本數，如 https: https://clincalc.com/Stats/SampleSize.aspx。

5. 預計幾年完工？先考量你的人力與物力，重要的是考量研究計畫申請的時程與通過率，有一些發表成績時將有助於你獲得計畫補助，達成**資料庫建置與期刊發表雙贏的策略**。
6. 有無足夠的人力做資料的 double-check? **收集資料時最好可以做 double-check，避免資訊偏差 (information bias)**。最理想的狀況是，在研究團隊中安排固定兩人專責做收集資料，彼此**獨立 (independently)** 進行資料收集，**可以互相校正資料的正確性，且這兩人都不知道研究目標 (in a double-checking manner and blinded to the study aims)**，這樣的研究設計對於降低資訊偏差是最有幫助的。

➢ 如何利用現存資料庫作研究

先了解利用現存資料庫做研究的優缺點，本章節也一併介紹國內外常用的醫療大數據庫。

利用現存資料庫

- 優點
  - 快速且花費較少
  - 易於作大數據分析
  - 可搭配各種觀察型研究的實驗設計
- 缺點
  - 只能利用資料庫既有的欄位
  - 必須處理各種偏差(資料搜集或抽樣的方法可能不是很正確)
  - 資料庫需要花時間熟悉、整理及除錯
  - 無法得知問卷調查的品質及有效問卷比率
  - 無法回頭修正

➢ 台灣現有醫療大數據庫：**其中最常使用的為全民健康保險研究資料庫(俗稱的健保資料庫)，與各大醫學中心以 electric medical record(EMR) 為架構自建的資料庫**。以下分別介紹健保資料庫、長庚醫學研究資料庫、臺大醫院整合資料庫與台灣人體生物資料庫。

台灣現有醫療大數據庫

- 全民健康保險研究資料庫
  - 百萬歸人檔或兩百萬歸人檔
  - 癌症登記、出生死亡、母嬰資料
- 中央研究院學術調查研究資料庫
- 各醫學中心的(EMR-based)醫療資料庫
  - 長庚醫學研究資料庫(CGRD)、臺大醫院整合資料庫(NTUH-integrated Medical Database)、中國醫臨床資料庫
- 台灣早產兒基金會資料庫
- 臺灣人體生物資料庫(Taiwan Biobank)

- 全民健康保險研究資料庫

台灣全民健保研究資料庫（National Health Insurance Research Database，簡稱 NHIRD) 是由健保署 (當時稱中央健保局) 於 1997 年委託「國家衛生研究院」所架構的人口學基準數據庫 (population-based database)，其涵蓋全民健保實施後所獲得的支付資料；此資料庫特點為幾乎 100% 全台灣人口的涵蓋率，資料的收集迄今長達 24 年。

在「衛服部統計處」網頁內有「衛生福利資料科學中心」，該中心所管轄的資料通稱「衛生福利資料」，**目前共有 104 個檔案，其中最常用檔案為健保資料庫相關檔案、癌登檔與死因檔**。大致上，健保資料庫的檔案可以分為三大子資料庫：

1. 費用檔：**費用檔是健保資料庫的核心，包含病患、醫師、疾病碼、時間、醫療院所、病患就診的原因與醫療費用的相關資訊**。除了總費用，還包含不同檢查、診療與處置各項目的個別費用。時間方面有就診日期、申報日期、住院日期和急慢性病床天數。其中較常用的有「全民健保處方及治療明細檔_門急診」、「全民健保處方及治療明細檔_住院」、「全民健保處方及治療明細檔_藥局」與「全民健保承保檔」。
2. 醫令檔：醫令檔較費用檔簡單。**除了串連費用檔所須變數外，就只有醫令類別、醫令代碼、醫令單價、醫令數量，以及總金額等變數**。較常用的有「全民健保處方及治療醫令明細檔_門急診」、「全民健保處方及治療醫令明細檔_住院」與「全民健保處方及治療醫令明細檔_藥局」。
3. 基本資料檔：**是整個健保資料庫最繁瑣的。包括六個與醫療院所相關的檔案，兩個醫師檔案與兩個病人檔案**。常用的有「醫事機構現況檔」、「醫院醫療服務量檔」與「醫事機構基本資料檔」。

三大子資料庫互有特色，可視研究目的相互結合使用。舉例來說，若研究重心在於住院醫療費用，可單純使用「全民健保處方及治療明細檔_住院」檔；若想分析門急處置是，則需串連「全民健保處方及治療醫令明細檔_門急診」；若想進一步探討不同院所處置差異，則需串連「醫事機構基本資料檔」。透過這三個子資料庫，理論上研究者可根據自身需要，選取適當樣本進行分析。但由於健保資料極為龐大，由研究者自行選取資料做串連有操作上的困難度。也因為如此，目前公開的資料中，有以門診或住院次數為抽樣單位的「系統抽樣檔」；有以病患為抽樣單位的「抽樣歸人檔」；及以不同疾病、病患身分或醫療層級為選取基準的「特定主題分檔」。以下便針對「抽樣歸人檔」中最方便使用也是最常用的「兩百萬歸人檔」作介紹。

- 兩百萬歸人檔
  1. **內容：**以個人屬性檔為抽樣母體，依性別、年齡與地區分層，在各分層中作隨機抽樣出共 200 萬人；在個人屬性檔中以身分證字號來串連包含這些人的資料檔，包括健保門診明細檔、健保門診醫令檔、健保住院明細檔、健保住院醫令檔、健保藥局明細檔、健保藥局醫令檔、健保承保檔、死因檔等資料檔。
  2. **優點：**該抽樣檔的結果可做為代表全台灣納保人口資料之參考，且包含門診、住院與死亡等資料。**因資料量較小，購買的成本較低；無需等待資料篩選的時間且程式執行時間較短，所需時間成本也較低，較易獲得結果。**

3. **目前有三組「兩百萬歸人檔」可供選擇：**

A 組：在 2000 年選取 200 萬人，往後追蹤到 2018 年。

B 組：在 2005 年選取 200 萬人，往前追蹤到 2000 年，往後追蹤到 2018 年。

C 組：在 2010 年選取 200 萬人，往前追蹤到 2000 年，往後追蹤到 2018 年。

■ 申請健保資料庫的流程

步驟 1 首先須申請研究者所處單位（醫院或學校）的 Institutional Review Board（人體研究倫理審查委員會，簡稱 IRB) 核可。

步驟 2 準備相關文件。包括「使用資料申請單」、「IRB 同意函」、「新申請按重點檢核表」、「需求欄位勾選表」與「特殊需求申請單」（非必要）。

步驟 3 將上述資料郵寄至「衛福部統計處資料處」，審核通過後通知繳費。

步驟 4 簽署「衛生福利資料使用合約書」後，即可預約科學中心在各地的研究分中心（如台大、北醫、中國醫大、成大、高醫與慈濟等）進行分析。

須注意的是該合約書在簽約後效期為三年，且所購買的資料需要在研究分中心內才能進行分析，不能帶任何電子產品進入中心，資料本身無法攜出，只有分析之後的圖表才可攜出中心（但不能攜帶數目小於三的統計結果）。另外，該申請流程是相當費時的，從申請人體研究倫理審查委員會 (IRB) 之同意書到能夠進入研究分中心內分析資料，大約需半年的時間，研究者必須考量時間成本。

■　使用健保資料庫所需費用

健保資料庫的研究需負擔如下費用(以 2023 年公告為例):

1. **資料處理費:**各年度資料檔內,每一欄位收取新臺幣 180 元。若購買整個資料檔,每年新臺幣 1800 元。
2. **設備使用費(使用研究分中心內的電腦):**每 4 小時收取新臺幣 700 元。
3. **資料代處理分析費:**每 4 人時收取新台幣 7500 元。
4. **攜入資料加密費:**不足 1 GB 收取新台幣 5000 元,1-10 GB 收費 10000 元,10-100 GB 收費 20000 元,100-500 GB 收費 30000 元,500 GB 以上收費 50000 元。
5. **資料保存費:**每半年計費一次,資料量不足 1TB 的收取新臺幣 5000 元,1-2 TB 收取 10000 元,2-5 TB 收取 20000 元。5 TB 以上收取 30000 元。

■　利用健保資料庫做跨資料間的整合

健保資料庫的研究優勢之一是可以將手上的資料庫做健保資料庫的串聯,來達到外部驗證 (external validation) 的效果。依資料庫的種類分為下列兩種方式來做串聯:

1. 當手上的資料庫是去識別化的資料(即病患身分證號碼不存在)時,如醫院的 EMR 的臨床資料庫;此時可計算每位病患的 propensity score,利用健保資料庫中相同分數(如 1:3 的比例)的病患來做串聯,當然也可以依 1:10 的比例來做串聯,有賴研究族群的稀有性來決定。
2. 當手上的資料庫是未識別化的資料(即病患身分證號碼仍存在)時,如台灣人體生物資料庫,可先將病患資料交給「衛生福利資料科學中心」先行串聯健保資料庫或死因檔後,去識別化後再給申請者,由於需請該中心進行,除原本使用健保資料庫所需費用外,還需負擔串聯的費用,如「資料代處理分析費」與「攜入資料加密費」。代表著作有 *Medicine(Baltimore)* 2020;99(46):e23299 與

Nutrients 2020;12(5):1301.

■ 健保資料庫優缺點

1. 健保資料庫的研究是過去台灣學術界的亮點之一，至今有許多相關研究刊登於影響指數 (impact factor, IF) 超過 10 分的期刊。
2. 應用該資料庫所發表的文章**研究主題或性質相當廣泛**，包含臨床研究、流行病學研究、公共衛生到衛生政策等相關研究。
3. 該資料庫**樣本數極大**，故容許罕見疾病的分析與研究。其資料時序的連續性也很合適世代研究，與估算各種疾病的發生率。
4. 幾乎涵蓋全台灣民眾，**降低選樣偏差 (selection bias)** 的可能性。**不論是病例對照組研究 (case-control study) 還是世代研究 (cohort study) 皆合適，且適合做長期追蹤**。
5. 健保資料庫本質上是健保行政申報資料，除了資料庫研究本身的缺點外，資料庫的正確性問題一直為研究者詬病，最常見的問題就是醫療院所為利於費用申報而在診斷及處置編碼上有高報或取巧 (up-coding and creeping) 的情形產生。
6. 目前仍**無法提供重要的臨床參數資料** (如抽血與影像檢查結果)，只能有限度提供疾病嚴重度或癌症分期的資料。
7. 目前**缺乏個人資料** (如身高與體重)、家**族史與個人生活型態** (如飲食、運動、抽菸與喝酒) 等相關資料。
8. 除特定疾病 (如糖尿病) 之外，**大多數仍然缺乏效度 (validity) 驗證**。個人建議可利用自身醫院的電子病歷系統 (EMR) 數據做健保資料庫的初步驗證 (validation)。
9. 實務上，必須進入各地的研究分中心才能使用該資料庫，且因各地分中心座位有限預約不易，導致**使用方便性**降低。

- 長庚醫學研究資料庫 **(Chang Gung Research Database, CGRD)**
  由於近年來大數據研究的盛行，國內各大醫學中心皆整合該院的電子病歷系統 (EMR) 為臨床研究專用的資料庫。**其中長庚醫學研究資料庫是起步最早，也是目前發展最成熟且發表質與量最佳的資料庫**。該資料庫是彙整長庚醫療財團法人下轄的各醫院所形成，資料年度從2001開始，每個月即時更新。資料包含結構化資料 (例如：藥物、診斷、檢驗值與生物資料庫等) 及非結構化資料 (例如：開刀房報告、影像檢查報告、心臟內科檢查報告等文字撰寫報告)，經匿名轉碼之後提供研究者分析使用。該資料庫除了可快速更新，資料涵蓋範圍相當廣，幾乎包括了電子病歷的全部內容，亦包括了護理的處置紀錄。其特點只提供線上分析 (俗稱「資料不落地」)，且必須長庚醫院的醫師或醫事人員才能申請使用該資料庫。

- 台大醫院整合資料庫 **(National Taiwan University Hospital-integrated Medical Database)**
  該資料庫收錄台大醫療體系共 10 個院區的臨床數據，故每年有近 300 萬就診人次與 60 萬就診人數。其內容幾乎涵蓋自 2013 年來臺大醫療體系整合系統 (PORTAL system) 上所見的所有病患資料，總計 403 項病歷項目電子化及結構化病歷，涵蓋病人基本資料、門診、急診與住院資訊，包括診斷、醫令、檢驗報告、病理報告、手術紀錄、病歷紀錄、護理紀錄與影核醫檢查報告等。在獲得使用許可後，可在醫院的網域中利用 REDCap 系統使用；對於無法去連結的資料，如影像學與心電圖資料等，必須至「臺大醫療資料分析專區」使用，無法將該類資料攜出。遞送申請單到獲取資料的時間相當短，一般來說，所需的時間可分為：審核時間 (約 2 週)、行政流程處理 (含 IRB 及院內作業流程、約 8 至 10 週) 與資訊室資料擷取 (約 4 至 6 週)。目前的申請件數每月約 15-20 件，平均結案天數約 25 天。

- 台灣人體生物資料庫（Taiwan biobank）

透過結合生活習慣、環境因子、臨床醫學與生物標誌(biomarker) 等資訊，以期建立本土化的人體生物資料庫。目前收案總人數超過 16 萬人，且皆為社區型資料。資料庫包含下列資料。

1. 問卷資料：包含基本人口學變項、個人健康行為、生活環境、飲食狀況、家族史、經濟狀況、中醫體質與簡易智能量表等
2. 身體檢測資料：包含身高、體重、體脂肪、腰臀圍、血壓脈搏、骨密度與肺功能等
3. 血液與尿液檢驗資料：包含血液學、血清學、肝膽功能、腎臟功能、尿液與病毒等檢驗項目。
4. 生物檢體：包含 DNA、血漿與尿液等。
5. 檢體加值：包含全基因體定型資料、全基因體定序資料、全基因體甲基化晶片資料 (DNA methylation)、人類白血球組織抗原分行資料 (HLA typing) 、血液代謝體資料 (Blood metabolome)。

■ 台灣人體生物資料庫優缺點

1. 具備 genome 數據，可支援精準醫學研究。
2. 具有個人問卷資料，可校正其他干擾或進行交互作用之檢定。
3. 可串聯衛福部「衛生福利資料科學中心」的資料。
4. 只提供橫斷式 (cross-sectional) 資料。
5. 收案者的特徵與台灣人口組成有落差。
6. 該問卷資料的信度 (reliability) 與效度 (validity) 皆未知。

➢ 國外醫療大數據庫：常見的有以下四種，分別介紹如下：

- **全球健康研究網絡 (TriNetX) 資料庫**

TriNetX 是一個獨特的全球健康研究網絡，涵蓋 19 個國家與 120 多個醫療組織，結合全球的醫院、藥廠的數據，讓使用者可以分析全球各地醫院的大量病患資料，研究各式題材。同時，藥廠可以透過這個平台找尋符合條件的患者，增加全球可以觸及的病患，協助他們加入臨床試驗。

目前收錄約 300 百萬位病患，該資料庫所涵蓋的東西相當廣泛，包括患者特徵、藥物、實驗室數據、診斷編碼、癌症登記、住院天數、死亡資料等，提供了大量且多樣化的臨床數據，可視為一個全球性 EMR-based 的資料庫。平台操作友善，只需拖拉與點選即可完成分析，有效節省了繁瑣的資料前處理時間。目前有許多 COVID-19 相關議題的研究都使用該資料庫。中山醫學大學附設醫院是台灣第一家加入 TriNetX 的醫院，目前仍有許多醫學中心正在洽談加入此一平台。

- **美國國家健康營養調查 (National Health and Nutrition Examination Survey, NHANES)**
  該資料庫是由美國國家衛生統計中心 (National Center for Health Statistics) 所主導的調查結果所彙整，該調查自 1999 年起每二年實施一次，目的是為了調查美國成人和兒童的健康與營養狀況。每次調查收錄約 5000 名個案的資訊，透過權重的計算，可以回推成可代表全美國人口的資料。內容可以提供五大面向的資料，包括人口學、問卷內容、檢驗、檢查及營養攝取。**該資料庫免費公開提供給研究人員使用，適合研究人口學 (population-based) 相關的營養議題**。

在 NHANES 的網頁上有如下的四個方格，(https://wwwcdc.gov/nchs/nhanes/index.htm) 說明如下：

Survey participants	Survey data and documentation	Publications and products	Data analysis tutorials

- **Survey participants:** 此處即為 NHANES 的簡介，包括參與者的召募方式與隱私的保護。
- **Survey data and documentation:** 此處彙整了歷年的調查資料及說明文件，也提供檢索的界面供查詢。
- **Publications and products:** 此處可以找到歷年來利用該資料庫的出版文章。
- **Data analysis tutorials:** 此處教導使用者何利用該資料庫進行分析。

- 監測、流行病學和最終結果 (Surveillance, Epidemiology, and End Results Program, SEER)

  是由美國國家癌症研究所 (National Cancer Institute) 資助的臨床數據庫，此資料庫來自美國癌症登記處，於 1973 開始收集至今，目的是研究癌症的發病率和生存數據。此資料庫大約占 35％的美國人口，**唯一專門於癌症研究人口大數據庫 (population-based database)，且免費公開提供給研究人員使用**。目前，該數據庫已被用於數千個研究；當你想研究人口學 (population-based) 相關的癌症議題時，可以申請使用該資料庫。

- 重症監護醫療信息 (Medical Information Mart for Intensive Care, MIMIC)

  為哈佛醫學院附設教學醫院所創建的一個資料庫，**蒐集加護病房的病人與從急診住院的病人**。自 2008 收錄到 2019 年，大概有 58,000 筆住院資料，免費公開提供給研究人員。其中包括生命特徵、藥物、實驗室數據、護理人員記錄，患者特徵、體液平衡、治療 (開刀或其他介入) 編碼、診斷編碼、影像報告、住院天數、生存數據與轉診資料等。該資料庫免費公開，當你想研究重症相關議題時，可以考慮申請使用該資料庫。

筆記欄

Step 6. 選擇合適的統計方法

當已選擇了現存合適的資料庫或資料庫已自建完成後，由於該資料的特性會影響抽樣分佈，而其特性也是我們選擇統計方法的依據；因此必須先進行完整的資料歸類以利後續統計運算的進行。所以了解各種常用統計方法的適用時機為本章重點。由於臨床工作繁重，新手研究者也許不需要知道如何操作統計軟體 (或只須懂簡單常用的 SPSS 操作即可)，重要的是要知道這些統計方法的適用時機與解讀，便於日後與統計專家溝通。

➢ 類別變項 (discrete variable) 與連續變項 (continuous variable)

- 類別變項：包含「名義尺度」(nominal scale) 與「序位尺度」(ordinal scale)。
  - 名義尺度：又稱「類別尺度」(category scale)，**此類資料的特性可以分門別類 (彼此互斥)，但資料間無順序關係**，如性別、職業與血型等。
  - 序位尺度：除了可以分門別類外**還存在順序關係**，如教育程度與疼痛程度。

- 連續變項：包含「等距尺度」(interval scale) 與「等比尺度」(ratio scale)。
  - 等距尺度：**其數值代表相對距離，沒有絕對的零**，例如當溫度為 0 度時零度不是代表沒有溫度。
  - 等比尺度：**則有絕對的零**，其數值代表標準化單位；如生活中的年齡、身高、體重、薪資等皆為等比尺度。例如當體重 0 公克時，為真的沒有重量。

➢ 單變數分析 (univariable analysis)

單變項(數)分析 (Univariable analysis)

- Continuous variables
  - Median (interquartile range, IQR) →Wilcoxon rank sum test
  - Mean (standard deviation, SD)→ Independent t-test ; Analysis of Variance (ANOVA)
- Categorical variables
  - Numbers (percentages)→ Pearson *chi*-square test
- Linear regression
- Correlation
  - Spearman's rank correlation coefficient
  - Pearson's correlation coefficient

單變數分析也稱為單變項分析。**當 X 與 Y 皆只有一個時適用此法**。若 X 是類別變項而 Y 是連續變項，要根據 Y 變量的表達方式選取合適的統計方法；當 Y 變量為「非常態分佈」，應使用中位數 (median) 與四分位距 (interquartile range) 來表達；單變數分析應採用 Wilcoxon rank sum test。而當 Y 變量為「常態分佈」，應使用平均值 (mean) 與標準差 (standard deviation) 來表示；單變數分析應採用獨立 t 檢定 (independent t-test) 或單因子變異數分析 (one-way analysis of variance)。

- **獨立 t 檢定 (independent t-test)**

  當兩組獨立樣本對應的連續變項是常態分佈時 (即**當 X 為類別變項，但 Y 為具常態分佈的連續變項**)，可以採用此法來回答兩組獨立樣本對應的連續變項是否有明顯差異。例如，想了解接受兩種不同藥物治療的患者住院天數是否有差異？不同藥物方法 (X) 為類別資料，用來歸類兩群病人的住院天數 (Y)；當住院天數為**具常態分佈連續資料**時，以此法來檢驗兩組獨立樣本的住院天數連續資料室為合適的。

- **Wilcoxon rank sum test**

  又稱 Mann-Whitney U test，**當兩組獨立樣本對應的連續變項並非常態分佈時 (** 即當 X 為類別變項，但 Y 為不具常態分佈的連續變項 **)**，可以採用此法來回答兩組獨立樣本對應的連續變項是否有明顯差異。例如，想了解接受兩種不同降血糖藥物治療的患者的血糖與糖化血色素 (HbA1C) 是否有差異？不同藥物方法 (X) 為類別資料，用來歸類兩群病人的血糖與糖化血色素 (HbA1C)，血糖與糖化血色素兩者皆為 Y。然而因血糖與糖化血色素因為有許多極端值而未能呈現常態分佈時，以此法來檢驗兩組獨立樣本的血糖與糖化血色素連續資料室為合適的，而不能用獨立 t 檢定 (independent t-test)。

- 單因子變異數分析 (one-way analysis of variance [one-way ANOVA])

  單因子變異數分析可簡稱為變異數分析 (ANOVA): **當三組以上獨立樣本對應的連續變項是常態分佈時 (** 即當 X 為類別變項且三組以上，而 Y 為具常態分佈的連續變項 **)**，可以採用此法來回答各組獨立樣本對應的連續變項是否有明顯差異。例如，想了解接受三種不同藥物治療 (X) 的患者住院天數 (Y) 是否有差異？因為當樣本數極大時，住院天數可視為常態分佈，則可使用此法。

- 卡方檢定 (Pearson Chi-square test)

  當 X 與 Y 皆為類別變項，可以採用此法來回答 X 與 Y 是否有相關。舉例想知道男女罹癌的患病率是否一樣，X 為男或女，Y 為罹病與否，故以此法為合適的統計方法。

- 線性迴歸 (linear regression)

  當 X 為類別或連續變項，Y 為連續變項時可以採用。用來回答當 X 增加一個單位時，Y 增加 (稱正相關) 或減少 (稱負相關）的改變量。但如果 X 是類別變項時，在統計軟體上須設定為虛擬變數 (dummy variable) 作為參考組。相較於相關性 (correlation) 分析只能判定 X 與 Y 是否有「直線的」線性相關 (linear-by-linear association)，此法還可以用公式表示 X 與 Y 之間的關係。

- 相關性 (correlation)

X 與 Y 都必須是連續變項，而且只能看直線關係 (linear-by-linear association)。如果你的樣本數很大或是 X 與 Y 皆已經呈常態分布，宜採用 Pearson's correlation（其相關係數稱為 r)。反之，如果 X 與 Y 有一個是順序變項，或你的樣本數太少，X 或 Y 無常態分布時，此時應做無母數分析的相關，即 Spearman's rank correlation（其相關係數為 ρ，唸 rho)。不論 Pearson's correlation 或是 Spearman's rank correlation，都是相關係數越大，他的相關性越強；當相關係數越小，相關性越弱。

- Kappa 相關係數 (Cohen's Kappa coefficient)

該係數常用來計算兩個評估者（或審查者）對於某一類別項目評分的「一致性」。如用於新儀器與標準儀器之間的比對，以檢測新儀器相較於標準儀器是否具有可信賴的準確性；或者是進行系統性文獻回顧時 (systematic review) 以判定兩個研究人員所選入的文獻是否有良好的一致性。亦可用於進行大數據分析時作為外部校正 (external validation) 使用，例如，從事健保資料庫研究時，通常會利用 ICD-9 code 去抓取罹患特定疾病的病患，為了評估此一方法的正確性，可先利用同樣方法在所服務的醫院搜尋罹患特定疾病的病患，再由專業醫師來評估所找出的病患特定是不是患有此疾病，即可利用 Kappa 相關係數來評估利用 ICD-9 code 來診斷此特定疾病的病患方法的正確性。**該係數介於 -1 至 1 之間，0.8 以上代表**

一致性高，0.6~0.8 代表可接受的一致性，0.6 以下代表一致性差。

➢ 多變數分析 (multivariable analysis)

多變數分析又稱「多變項分析」，在統計上也叫作「迴歸分析」(regression analysis)。當有許多個 X 存在，而 Y 只有一個時就可以使用此分析法。**但研究者必須知道哪個 X 是真暴露，哪些 X 是干擾因子 (confounder)，再根據 Y 的性質使用合適的迴歸方法**。如下表，常用的迴歸有三種：線性複迴歸 (multiple linear regression)、羅吉斯迴歸 (multiple logistic regression) 與 Cox regression。

多變項(數)分析 (Multivariable Analysis)

The regression family

Multiple linear regression（線性複迴歸）	$Y = \beta_0 + \beta_1 X_1 + \beta_2 X_2 + \ldots\ldots\ldots$
Multiple logistic regression（羅吉斯迴歸）	$\ln P/(1 \quad P) = \beta_0 + \beta_1 x_1 + \beta_2 X_2 + \ldots\ldots\ldots$
Cox regression	$ln_{incidence}(t) = \beta_0(t) + \beta_1 X_1 + \beta_2 X_2 + \ldots\ldots\ldots$

The standard notation for Coxregression is：$h_i(t) = \lambda_0(t)\ \exp\{B_1 x_i\}$

- **線性複迴歸**：不同於線性迴歸各只有一個 X 與 Y；**當 Y 是連續變項時，X 可以是數個連續或類別變項時，宜採用此法**。去推測 X 中的連續變項每增加一個單位時，Y 增加或減少的改變量。

- **羅吉斯迴歸**：**當 Y 是類別變項時，X 可以是連續或類別變項**。透過計算出校正後的**勝算比 (odds ratio [OR])** 或**危險比（risk ratio [RR]）**，稱為 **adjusted OR** 或 **adjusted RR**，來了解不同 X 造成 Y 發生的可能性高低。

舉例來說，下表為菌血症患者30天內死亡的危險因子分析，X共有5個，其中4個為類別變項(即gender, nursing-home residents，polymicrobial bacteremia 與 Charlson comorbidity index ≥ 5 point)，一個為連續變項(即time-to-appropriate antibiotic)；Y為類別變項(死亡與否)。4個為類別變項中勝算比最高的為「Charlson comorbidity index ≥ 5 point」，校正後勝算比 (adjusted OR) 為 1.74；代表有 Charlson comorbidity index ≥ 5 point 的患者比 Charlson comorbidity index < 5 point 的患者有 1.74 倍的機會在 30 天內死亡。此外，**藉由多變數分析所得的勝算比一般稱為校正後的勝算比 (adjusted OR)**，是為了與單變數分析(如 Pearson Chi-square test) 中得到的勝算比做區別；因為多變數分析已校正了會影響暴露的干擾因子，即表中 time-to-appropriate antibiotic 已被其他五個變項所校正。**而多變數分析後所得有統計意義的因子 (X)，因為已被校正，習慣上稱為獨立因子 (independent factor)**。被校正後，time-to-appropriate antibiotic 的勝算比 (adjusted OR) 為 1.003，代表每延遲一小時給予適當的抗生素治療，30 天內死亡率會上升 0.3%。

- **Cox regression**

  又稱 Cox proportional hazard model。適合當 Y 是類別變項時，X 可以是連續或類別變項時使用；由於需把時間的因素放進去時，常配合生存曲線一起使用。與羅吉斯迴歸的概念很像，**筆者理解為 Cox regression 為使用生存曲線時的羅吉斯迴歸分析**。

  舉例來說，下圖為菌血症患者中不同致病菌對 30 天死亡的生存曲線圖。在校正了許多與 30 天死亡相關的因子後，30 天內死亡的機會，致病菌 B 是致病菌 C 的 1.7 倍 (adjusted hazard ratio =1.7)，致病菌 A 是致病菌 C 的 1.8 倍。

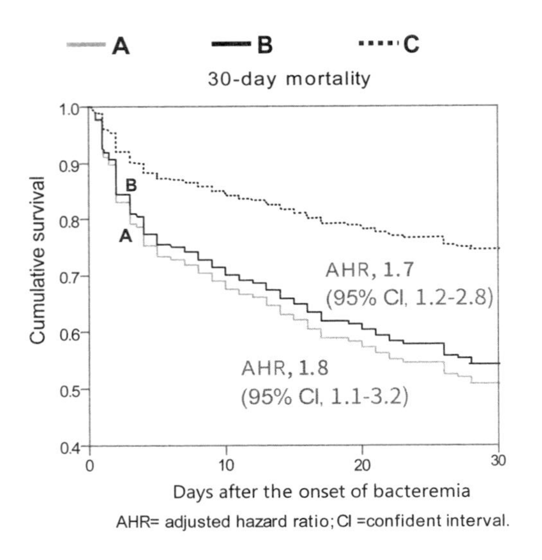

AHR= adjusted hazard ratio; CI =confident interval.

➢ 存活分析 (survival analysis)

存活分析又稱為 time-to-event analysis。其內容包含兩個部分：生存曲線（Kaplan-Meier curve）與統計分析 (log-rank test 或 Cox regression)。

- 生存曲線 (survival curve): 在起始時間與後續事件的失敗 (通常是死亡) 之間的時間差，稱為存活時間 (survival time)，雖然存活時間是連續變項，但其分佈很少是常態的。當每位病人都有一個存活時間，則一群病人就可以畫出如上圖的生存曲線。如上圖，橫軸是菌血症發生後的天數，縱軸是生存率，1.0 是 100% 的病人存活、0.8 是 80% 的病人存活，縱軸愈往下表示死亡的病人愈多。

- 統計分析：配合生存曲線可做的統計分析有兩種，第一種為 Cox regression，已在前文詳述，為多變數分析的一種。若只想用比較兩群病患的生存曲線有無差異，則採用「對數等級檢定」(log-rank test)，以上圖為例，如**不需校正與死亡相關的獨立因子**時，只需單純比較致病菌 A 與 B、A 與 C 或 C 與 B 的差異時，則採用對數等級檢定。

➤ 診斷型研究還必須要知道的事

- **六個要知道的名詞 (如下圖)**
  - 敏感度 (sensitivity): 真的罹病病人中被檢驗出陽性的比例。
  - 特異度 (specificity): 未罹病的人中被檢驗出陰性的比例。
  - 陽性預測值 (positive predictive value, PPV): 檢驗出陽性的人中真正罹病病人的比例。
  - 陰性預測值 (negative predictive value, NPV): 檢驗出陰性的人中真正未罹病者的比例。
  - 正概似比 (positive likelihood ratio, LR+) = sensitivity/(1-specificity)，代表真陽性與偽陽性的比例。
  - 負概似比 (negative likelihood ratio, LR-) = (1-sensitivity)/specificity，代表偽陰性與真陰性的比例。

		疾病	
		有	無
診斷	陽性	a	c
	陰性	b	d

敏感度 = $\frac{a}{a+b}$　　陽性預測值 = $\frac{a}{a+c}$

特異度 = $\frac{d}{c+d}$　　陰性預測值 = $\frac{d}{b+d}$

High sensitivity + negative result → Strong indication !

High specificity + positive result → Strong indication !

- **SNOUT 與 SPIN 口訣**

一個好的診斷方法到底該使用 sensitivity 還是 specificity 來判斷，可以利用此口訣來做選擇。**Snout 指的是「sensitivity rules out」**，當利用高敏感度的診斷工具，其結果為陰性時，便可以較合理的排除患病的可能 (strong indication)；換句話說，此診斷工具較合適用來排除病患。**Spin 指的是「specificity rules in」**，當利用高特異度的診斷工具，其結果為陽性時，便可以較合理的診斷該病患有罹病的可能性；換句話說，此診斷工具較合適用來確診病患（亦為 strong indication）。

- **接收者操作特性曲線 (Receiver operating characteristic [ROC] curve)**

接收者操作特性曲線一般簡稱為 ROC 曲線（如下圖），是以圖形的方式呈現一個預測方法或工具（必須是二分類系統，即預測 Y 的有無發生）的預測能力 (predicting performance)。圖形的橫軸為偽陽性率 (false-positive rate)，以 1-specificity 表示；縱軸為真陽性率 (true-positive rate)，以敏感度 (sensitivity) 表示。一般該曲線在判別時，會以對角線為一參考線，若是曲線剛好落在此參考線上，則表示該預測工具對 Y 的有無發生的預測完全沒有鑑別能力；當曲線越靠近左上方，表示敏感度越高，偽陽性率低，即預測正確的比例越高，鑑別力佳。此外，ROC 曲線還具有下列兩種常用的功能。

1. **ROC 曲線下面積 (area under the ROC curve. AUROC) 是代表 ROC 曲線下的面積占全部面積的比例**，優於 ROC 曲線的是直接以數字呈現該預測方法的能力。當 ROC 曲線越靠近左上方，該面積佔總面積的比例也越高，表示診斷能力越好。一般來說，AUROC 等於 0.5 時，代表該預測方法預測 Y 的有無發生的機率，與丟銅板的機率相同，即該預測方法沒有價值；**AUROC 大於 0.8 時代表該預測方法的**鑑別力 (discrimination) **佳**。

2. 當測量的結果為一個連續變相，若需一個分界點 (cutoff point) 來做二分法（即陽性或陰性）轉成一個類別變相時，亦可以使用該曲線來找出最理想的分界點。常用的方法有三種：

(1) 距離左上角最近的點。

(2) 將 sensitivity 與 specificity 相加總後所得值最大的點。

(3) 距離對角線之垂直距離最大的點 (這段長度又稱為 **Youden Index**)。

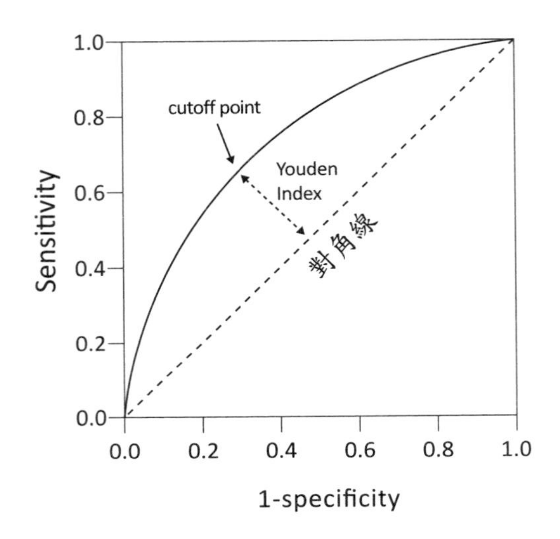

危險比（risk ratio, RR）、勝算比 (odds ratio, OR) 與風險比 (hazard ratio, HR)

- 危險比 (RR): **也稱為**相對危險（relative risk），**是**世代研究**(也可用於**隨機對照試驗**)中分析暴露與發病關聯程度的指標**。是指兩個族群發病率的比值，通常為暴露人群的發病率和非暴露人群（或指定的參照人群）的發病率之比。

  計算公式 :RR ＝暴露組的發病或死亡率 / 非暴露組的發病或死亡率。是反映暴露與發病（死亡）關聯強度的最有用的指標。RR 值增加，暴露的效應增加，暴露與結局關聯強度增加。

- 勝算比 (OR): **也稱為**比值比，**常用於**病例對照組研究**(亦可用**於世代研究**)**。**藉由比較病例組與對照組在暴露上的差異，來建立疾病與暴露之間的關聯性**。通常為病例組中暴露人數與非暴露人數的比值除以對照組中暴露人數與非暴露人數的比值。

  計算公式 :OR ＝（病例組暴露人數 / 病例組非暴露人數）/（對照組暴露人數 / 對照組非暴露人數）。

  以肺癌 (疾病) 與吸菸 (暴露) 為例，當肺癌組中人數吸菸與非吸菸人數的比值為 8；而在無肺癌健康個體中，吸菸與非吸菸人數的比值為 0.5，OR ＝ 8/0.5 = 16；則可解釋成吸煙者發生肺癌的風險是非吸煙者的 16 倍。

- 風險比 (HR): **主要用於**世代研究**的生存分析。 HR 的概念與 RR 相似，用來表示暴露組患病的概率為非暴露組的多少倍**。唯一的區別為 RR 只計算結局是否發生，而 HR 還考慮了結局發生的時間；總之，**可以將 HR 視為考慮了時間因素的 RR**。

Step 7. 圖表製作

大家應該都同意研究論文的「科學性」與「內容」一樣重要，一旦當優秀的研究論文卻搭配上醜陋的圖表，會讓讀者懷疑該研究的科學性。實務上，當審稿者 (reviewer) 對於你的研究領域的十分了解時，看完你手稿 (manuscript) 的標題後，再依據你的圖表內容，便可以掌握您的研究內容與品質，亦可以了解你研究的貢獻度。所以筆者認為**圖表的品質即可代表該研究的**嚴謹度，**也是給讀者與審稿者制造第一印象的關鍵**。因為圖形對視覺的吸引力較大，筆者**建議盡量將文章的主要發現與賣點以圖來呈現，而不要單純用表格來表達**。

關於圖表的另一個重點為，**進入手稿的寫作前，必須先確認所畫的圖表是否可以**說一個完整的故事。從圖表開始寫完整個手稿的好處是對論文的邏輯推理和寫作流程有很大幫助；若不能拼湊成一個完整的故事時，圖中的空缺和漏洞則可提醒研究者尚有哪些工作未完成；另一方面，圖表的多寡也有助於作者預估整個寫作時間。

➢ 表格的目標

1. 表格是以格式化的方式，簡明的呈獻出統計與整理後的數據資料。
2. 表格是陳列研究所得的實驗數據或統計資料的最理想方式。
3. 表格所表達的重點是「**可比對不同變項的隸屬關係**」；亦可準確「**比對不同變項間數量的不同之處**」。

➢ 表格的作用

1. 將結果 (result) 的數據列表並進行適當的處理，**將數據系列化**。
2. 將數據**歸納整理**，便於讀者閱讀與比較。
3. 簡化手稿中結果此一段落 (section) 的文字，**節省版面**。

圖的目標

1. 不僅能客觀地展示研究成果，還能「**直觀地**」起到文字敘述難以到達的作用。
2. 是以「象形語言」的方式，對論文中結果的數據圖解，藉此客觀的反映作者在某一議題的重要發現與學術觀點。
3. 可**直接強調或比較各類變項 (variable) 變化的整體趨勢**，即可以直觀的顯示變項的變化規律，便於讀者閱讀與比對。

圖的作用

1. 使讀者快速且直接地了解你研究的**賣點**。
2. 可**美化版面**，增強讀者的閱讀興趣與提高閱讀效率。
3. 可將抽象的文字敘述**轉化為形象的視覺再現**，彌補文字表達的不足。
4. 可取代冗長且複雜的文字敘述，**節省版面**。
5. 可**形象與直觀的表達不同變項之間的關係**，如線性關係 (a linear-by-linear association)。
6. 可**形象地展示某一區域內不同變項的分佈與特定變項的變化趨勢**。

圖表製作的原則

1. 每張圖表需「**各自獨立**」，也就是讀者看圖表本身便可以知道所代表的意義，而不需要在前後文對照。
2. 表的製作力求「**精簡清楚**」，需分門別類再依大小排序，亦須避免文字的重複。
3. 圖形應確保「**高分辨率**」。因不同的期刊對圖的解析度要求不同，在製作圖形時就維持高分辨率，即可避免轉投期刊時還需調整圖的解析度。
4. 確保所有圖片的亮度和對比度都一致，也不要把多個圖像合併在一個區域裡，以「**保持美觀**」便於閱讀。
5. **圖像中的任何特定特徵不得被加強、隱藏、移動、刪除或添**

加，並免照假之嫌疑。但可以運用記號加強說明。

➤ 利用「結果型研究」(outcome study) 與「預測型研究」(prediction study) 的概念規畫你的圖表

但是如何從一堆數據中組織出故事性的圖表，對初學者是相當難度的。在下手之前，筆者建議研究新手們先想想該研究是結果型研究還是預測型研究？結果型研究可想成是癒後研究 (prognosis study)，就是**討論某種介入 (intervention，如藥物或手術) 對病患癒後的影響**，可參考 Beneficial effects of early empirical administration of appropriate antimicrobials on survival and defervescence in adults with community-onset bacteremia *Critical Care* 2019; 23:363 文中圖表的配置。

而預測型的研究是**企圖建立一個預測模式來預測某種疾病 (如菌血症) 的發生或病患的死亡**，可參考 A simple scoring algorithm that predicts abscesses in adults with community-onset Klebsiella pneumoniae bacteremia: hypermucoviscosity matters. *Infection and Drug Resistance*. 2020;13: 1045–1055 文中圖表的配置。

➤ 圖表製作四階段

在確定了研究型式是「結果型研究」還是「預測型研究」之後，筆者的經驗是可以把它分成四個階段來畫圖表。

第一階段 先用表格呈現你所收集所有病患的特徵。

第二階段 是針對研究的每一個 outcome 用表格呈現，一個 outcome 畫一個表，兩個 outcome 畫兩個表，以此類推。如果該研究是為「結果型研究」，表格中的變項就盡可能地放所有與結果型相關的危險因子 (risk factor) 與該研究的介入因子。若該研究是屬於「預測型研究」，表格中的變項就盡可能地放所有的預測因子。

第三階段 不論為「結果型研究」還是「預測型研究」，可在這些已完成的表格中發現研究上的賣點，並將該賣點轉換以圖的形式表達。

第四階段 **是四個階段中最重要的步驟**，首先先判斷研究上的賣點是不是合理？與臨床上的觀察有沒有一致性？其次是去確認表中所得的主要與次要結果與現在學術界的認知是否一樣的？若上述有問題存在，則要回頭評估該研究設計和統計分析方法是不是有問題？也須評估是不是有偏差或干擾到你的結果？是不是有變項為加以控制的？如果確認該研究設計和統計分析方法皆合適，無偏差與干擾存在，且所有可能的臨床變變項都收集也加以控制了，則需做進一步的次分析或次群體 (subgroup) 分析來支持研究的結果是合理的。

➢ 圖注（Figure legend）

圖注又稱「圖例」，是圖片上方那段簡短的說明文字，其的目的是為了使讀者在不閱讀正文的情況下，較為準確地了解圖片的含義。其結構主要包括：

1. 能概括整張圖片（包括鑲嵌在其中的小圖）簡短標題。
2. 簡要描述所使用的材料、方法、技術等信息。
3. 簡要該圖中的結果。
4. 對圖中特徵的定義和解釋 (含縮寫)。

Step 8. 了解臨床論文的寫作原則

各種研究的寫作規範

- CONSORT statement →適用於randomized control study
- STROBE guideline →適用於observation study
- PRISMA guideline →適用於systematic review and meta-analysis

身為研究的新手，對於 CONSORT、STROBE 與 PRISMA 這幾個英文縮寫一定覺得很陌生，但這幾個是很重要的論文寫作原則，初學者必須根據這些寫作規範來呈現你的手稿，根據這些規範有下列優勢：

1. 確保研究資料的完整性與透明度。

2. 提供一個好的參考模板，系統性的幫助研究者一步步完成具有清晰的理論基礎和邏輯結構的手稿。

3. 間接促進研究的品質。

因此建議研究者在進行寫作前先熟悉合適的規範(指南)，這些寫作規範分別詳述如下：

➢ Consolidated Standards of Reporting Trials (CONSORT) statement

隨機對照試驗 (RCT) **的寫作原則稱為「試驗報導的統一標準聲明」(Consolidated Standards of Reporting Trials statement, 簡稱 CONSORT statement)**，CONSORT 工作小组於 1996 年公布第一版，2010 年為目前的最新版本。基於證據考量，CONSORT statement 是撰寫「隨機對照試驗」報告的最低限度的建議 (mini-requirement)，可有系統的協助研究者完整和透明地撰寫報告，亦可以當作一種有效的評讀工具，來檢視隨機對照試驗的論文。CONSORT statement 目的有二：(1) 促進隨機對照試驗的報告品質。(2) 間接促進研究設計及執行的品質。

CONSORT statement 包含一個內含 25 個細項的核對清單 (checklist)、一張流程圖 (flow diagram) **與相關的簡短的描述** (即解釋及闡述文件 [Explanation and Elaboration])。核對清單的 25 個細項著重在研究的設計、分析及解釋；流程圖則顯示了所有受試者在整個試驗過程中的進展，即各個階段參與者登錄情況。解釋及闡述文件，則解釋並說明該聲明的基本原則，且舉出實例說明每個要項的背景。對於許多高品質的期刊，在投稿的時候須一併附上 CONSORT statement 的核對清單 (checklist)，並註明每個項目在稿件的頁數 (Reported on page number)。CONSORT Statement 相關表格與內容請見其網站 http://www.consort-statement.org/。

- CONSORT statement 的 25 條核對清單逐點說明如下：

1. **題目與摘要：**
   1a. 標題須註明該研究是隨機對照試驗。
   1b. 使用結構性的摘要說明研究設計、方法、結果及結論。
2. **前言 - 背景與目標：**
   2a. 說明其科學背景與依據。
   2b. 說明研究目標或假說。
3. **方法 - 研究設計：**
   3a. 描述研究設計，包括分配比例。
   3b. 試驗開始後重要的方法學的改變 (例如納入條件) 與理由。
4. **方法 - 參與者：**
   4a. 參與者納入條件與標準。
   4b. 資料收集的地點、環境與場合。
5. **方法 - 介入：**詳細敘述各組的介入的方法與時間，需詳細到足以複製。

6. **方法 - 結果 (outcome):**
   6a. 完整的定義主要及次要結果與其測量方式。
   6b. 試驗結果在試驗開始後的任何改變皆有說明理由。
7. **方法 - 樣本數：**
   7a. 樣本數的決定方式。
   7b. 說明期中分析及停止試驗的準則。
8. **方法 - 隨機 - 序號產生：**
   8a. 用來產生隨機分配序號的方法。
   8b. 隨機的方式；任何限制都應該詳細敘述。
9. **方法 - 隨機 - 分組隱匿的機制：**執行隨機分組的機制 (例如依序標號的容器)，描述隱匿序號直到分組完成的過程。
10. **方法 - 隨機 - 執行：**說明誰產生序號，誰收集個案，誰分配組別。
11. **方法 - 隨機 - 盲性：**
    11a. 說明誰是盲性的與如何保持盲性。
    11b. 如果需要，應描述介入方法在兩組的相似性。
12. **方法 - 統計方法：**
    12a. 說明主要及次要結果的統計方法。
    12b. 額外分析的方法，例如子群體分析及調整分析。
13. **結果 - 參與者流程圖：**
    13a. 各組的參與者被隨機分組的數目，接受原訂介入方案的數目，以及被用來分析主要結果的數目。
    13b. 各組的參與者在隨機分組之後失去追蹤及被排除的數目及原因。
14. **結果 - 病患收集：**
    14a. 定義收集與追蹤參與者的時間。
    14b. 試驗結束或提早停止的理由。
15. **結果 - 基本資料：**用一個表格來說明各分組的基本病患資料及臨床特徵。
16. **結果 - 接受分析的人數：**顯示各分組人數以及是否原參與者皆被納入分析。

17. **結果 - 結果及估計：**
    17a. 各組的主要及次要結果的呈現，皆使有效果估計值及其精確度。
    17b. 對於類別資料的結果，建議同時呈現其相對及絕對值。
18. **結果 - 補充的分析：**列入任何其他分析方法的結果，包括子群體 (subgroup) 與校正分析。
19. **結果 - 傷害：**描述各分組所有重要的傷害或非預期的結果。
20. **討論 - 侷限性 (limitation):** 討論研究的侷限，可能的偏差 (bias)、不精確的來源，以及是否有重複分析。
21. **討論 - 推廣性：**討論結果的可推廣性 (外部效度，可應用性)。
22. **討論 - 解釋：**參考其他相關的文獻，解釋研究結果，權衡好處與壞處。
23. **其他資訊 - 註冊 (registration):** 描述本試驗註冊號及註冊名稱。
24. **其他資訊 - 計劃書 (protocol):** 描述那裏可以找到整個試驗　的計劃書。
25. **其他資訊 - 贊助 (funding):** 描述資金來源以及其他支援 (如藥物的提供者)，與贊助者在研究中的角色。

➢ Strengthening the Reporting of Observational studies in Epidemiology (STROBE) guideline

不論是世代研究（cohort study）**、**病例對照研究（case-control study）**與**病例交叉設計研究 (case cross-over study)**，為了提高這些「觀察型研究」的品質，在 2007 年頒布了 STROBE (Strengthening the Reporting of Observational studies in Epidemiology) 指南，加強流行病學中觀察型研究報告的科學性**。其目標是多方面的，包括：

1. 在設計研究過程中，盡可能助研究者獲得更多的臨床數據。
2. 提供好的參考模板，規範研究上的細節和主要發現的呈現方式，幫助研究者撰寫一份具有清晰的理論基礎和邏輯結構的論文。
3. 提升研究的透明度。

STROBE 指南包含了 22 條細項 (checklist)，建議研究者在撰寫文章時需逐條確認。相關表格與內容請見其網站 https://www.strobe-statement.org/。

- STROBE 指南的 **22 條細項**如下：

1. **標題和摘要：**在「題目或摘要」內必須使用專業術語說明該研究所採用的研究設計方式。在「摘要」中必須對研究內容與所得的結果做簡要的結論。
2. **引言 / 背景：**在「引言 / 背景」內必須解釋該研究當下的科學背景和依據。
3. **目的：**需說明研究目的和假設。
4. **方法－研究設計：**需總結研究設計、研究日期、地點和追蹤時間 (follow-up)，也必須定義該研究的結果 (outcome) 與干擾因子 (confounder)。對於世代研究，需列出納入與排除標準、選擇病患方法與有無配對等。
5. **方法－研究設置：**需描述研究機構、研究地點和研究相關時程（病患招募、治療與追蹤時間）
6. **方法－參與者：**對於病例對照研究，需定義病例組與對照組，且解釋其依據；說明選擇參與者的方法。
7. **方法－變量：**明確定義結果 (outcome)、暴露 (exposure)、預測因子 (predictors)、修飾因子 (modifier) 和診斷組別。
8. **方法－數據：**對研究中的每一個變項，需描述其測量方法。
9. **方法－偏差 (bias):** 指出造成偏差的原因。
10. **方法－樣本大小：**描述該研究樣本數的決定方法。
11. **方法－變項 (variable):** 說明研究中的變項是如何分析的。
12. **方法－統計方法：**描述研究所採用的統計方法，包含細節、對照、交互作用、丟失數據的處理方法、配對和靈敏性。
13. **結果－世代數量：**描述一開始和最終參與者的人數；並解釋

參與者退出研究的原因

14. **結果－世代描述：**描述病患特徵 (demographics)、社會與文化信息、干擾因子和數據缺失情況。
15. **結果－結果 (outcome):** 需包含適合該研究類型的數據。
16. **結果－主要結果：**需描述未校正的粗估計值與校正干擾因子後的估計值。
17. **結果－其他分析：**包含子群體 (subgroup) 與 / 或敏感性 (sensitivity) 分析。
18. **討論－關鍵結果：**概括該研究的主要發現 (key findings)。
19. **討論－侷限性 (limitation):** 討論該研究的侷限性。
20. **討論－解釋：**針對研究的主要發現，謹慎地做出解釋。
21. **討論－結論：**簡要總結該研究的主要發現。
22. **其他信息－資金來源：**說明是否有研究資金的來源。

➢ Preferred Reporting Items for Systematic Reviews and Meta-Analyses (PRISMA) guidelines

不論是系統性文獻回顧 (systematic review) **還是處理數據 (**即統合分析 ,meta-analysis) **的過程中，應遵循嚴謹的標準和方法才能確保該統合分析的結論有價值。PRISMA 指南（Preferred Reporting Items for Systematic Reviews and Meta-Analyses guidelines ）為該類研究提供了必須遵循的最低標準。**但須注意，如果系統性文獻回顧是針對觀察型研究 (observational study) 時，請採用 MOOSE 指南 (Meta-Analyses of Observational Studies in Epidemiology)，詳見 *JAMA* 2000;283(15): 2008-2012。PRISMA 指南的目的有二：

1. 確保研究的選題、設計、操作以及綜述結果的呈現都清晰易懂。
2. 方便讀者評判該綜述與統合分析的結果。

最新版的指南為 PRISMA 2020，主要包含下列 4 種材料：(1)

PRISMA 檢查表 (PRISMA 2020 checklist)；(2) 流程圖 (PRISMA 2020 flow diagram)；(3) PRISMA 2020 statement: 說明該規範的發展歷史、目標與特色；與 (4) PRISMA 2020 Explanation and Elaboration: **解釋該規範的基本原則**。詳見其網站 https://www.prisma-statement.org/。

PRISMA 2020 細項 (checklist) 中總計 27 個檢查項目，包括標題、摘要、前言、方法、結果、討論及其他附加信息。這些檢查項目即包括所有完成一篇嚴謹且可重複性的文獻回顧與統合分析研究必須遵循的每個步驟。利用每個步驟，可幫助研究者設計，進行數據分析、寫作中如何陳述重要的事項。

PRISMA 2020 flow diagram 這張流程圖主要說明論文的收集過程，研究者依照預設的標準分類來分類所收錄的論文並加以去蕪存菁，並呈現出最後留下來做統合分析的論文數。完成後的流程圖一般用來當作此類文章的第一張圖。

- PRISMA 2020 細項 (checklist) 詳述如下：

1. **標題**：需確認本研究為系統性文獻回顧、統合分析或兩者皆有，並在標題上註明。
2. **摘要**：需制定結構化摘要，內容須參照「PRISMA 2020 摘要檢核表」。共有 12 點，說明如下：
   (1) 標題 - 需確認本研究為系統性文獻回顧、統合分析或兩者皆有。
   (2) 背景 - 目的：明確陳述該研究目的或欲解決的問題。
   (3) 方法 - 納排標準：明確說明系統性文獻回顧 (systematic review) 的納入和排除標準。
   (4) 方法 - 信息來源：明確說明搜尋文獻的來源（如數據庫或註冊平台）與該搜尋的日期。
   (5) 方法 - 偏倚風險：針對納入的研究文獻 (included studies)，

詳細說明評估研究偏倚風險 (risk of bias) 的方法。

(6) 方法 - 綜合結果：明確說明結果呈現和綜合的方法。

(7) 結果 - 納入研究：詳細報告納入研究數量和總病人數，並總結納入文獻的特徵。

(8) 結果 - 結果綜合：呈現主要的結果 (results for main outcome)，對於每個結果應陳述每項結果納入分析的研究及病人數。若進行統合分析，必須報告合併效應量與信賴區間；若進行組間比較，必須說明效應量的方向（即治療組還是對照組較佳）。

(9) 討論 - 證據侷限性 (limitation): 簡單說明該統合分析的侷限性。例如偏倚風險、不一致性 (inconsistency) 與不精確性 (imprecision) 的有無 。

(10) 討論 - 結果闡釋: 對該研究的結果和重要性須作簡單解釋。

(11) 其他 - 資金來源：說明該研究的主要資金來源。

(12) 其他 - 註冊：說明該研究的註冊名稱和註冊號。

3. **背景 - 理由：**基於在現存知識的不足，邏輯性說明執行該系統性文獻回顧與統合分析的理由。

4. **背景 - 目的：**明確陳述該研究目的或想解決的臨床問題。即是呈現該研究的重要性。

5. **方法 - 納入及排除標準：**詳細說明納入和排除標準；所納入研究 (included studies) 如何分組。**筆者建議最好可以將 PICO (Plan, Intervention, Comparison and Outcome) 寫出來**。

6. **方法 - 資料來源：**詳細說明搜尋文獻的資料来源與查詢日期，包括所資料庫、註冊平台、網站、機構、參考文獻 (reference list) 與其他搜尋或專家諮詢來源。**筆者建議最好可以使用三個以上的資料處 (database) 做搜尋**。

7. **方法 - 搜尋策略：**呈現所有資料庫、註冊平台和網站的完整搜尋策略，包括檢索過程所使用的篩選 (filters) 和限制條件。

8. **方法 - 研究文獻篩選過程：**詳細說明篩選 (screen) 每篇研究是否符合納入標準的方法，包括由多少人進行篩選與是否獨立篩選等。若使用自動篩選工具，亦應作詳細說明。

9. **方法 - 資料收集過程：**詳細說明文獻上資料收集方法 (data capturing)，包括多少人進行資料收集，是否獨立進行，以及如何確認資料正確性的過程。當資料不夠完備時，是否有向納入研究原作者索取原始資料。如使用自動工具，亦應作詳細說明。

10. **方法 - 資料項目：**

 10a: 列出並定義資料收集的所有研究結果 (outcomes)。針對每一個研究結果，需詳細說明納入研究的所有資料 (例如：所有測量、時間點和分析)；若沒有，也必須說明決定收集該研究結果 (results) 的方法。

 10b: 列出並定義其他變項，如參與病患的特徵、介入措施的特性與資金來源。必須描述造成資料遺漏 (missing data) 或不清楚的資訊可能的原因。

11. **方法 - 評估研究偏差風險 (risk of bias):** 詳細說明評估偏差風險的方法，包括評估工具，評估研究人員數量與是否獨立進行。如使用自動工具，應作詳細說明。

12. **方法 - 成效指標：**詳細說明每項结果 (outcome) 所呈現的成效測量值 (effect measure)，如風險比 (risk ratio) 與平均差 (mean difference) 等。

13. **方法 - 整合方式 (synthesis methods):**

 13a: 描述資料整合時所納入研究的依據。例如，列出每個納入研究的介入措施的特性，並與其他進行統計分析的研究組別進行比較。

 13b: 描述資料呈現或合併的方法，例如，遺漏值或資料轉換的處理方法。

13c: 利用表格或其他視覺化方法，來描述每個納入研究和整合的結果 (result)。

13d: 描述整合結果時所使用方法 (如使用 fixed effect model 還是 random effect model) 與其合理性。若進行統合分析，則需描述評估異質性 (heterogeneity) 的程度與方法，以及所使用軟體。

13e: 描述用來評估造成異質性的方法，例如次群組分析 (subgroup analysis) 與統合迴歸分析 (meta-regression)。

13f: 是否有利用敏感性分析 (sensitivity analysis) 來評估研究結果之穩定性 (robustness)。

14. **方法 - 報告偏差評估：**是否有利用方法來發現因納入研究的遺漏導致研究結果出現偏差 (即報告偏差 [reporting bias]，又稱出版偏差 [publication bias])。

15. **方法 - 可信度評估：**是否有利用方法 (如 GRADE [Grading of Recommendations, Assessment, Development and Evaluations] 或 AMSTAR[A MeaSurement Tool to Assess systematic Reviews]) 來評估研究結果 (outcome) 在實證醫學 (body of evidence) 之可信度 (或證據強度)。

16. **結果 - 研究選擇 (study selection):**

16a: 必須使用流程圖呈現文獻搜尋和篩選過程的結果，包括記錄每筆搜尋所得篇數到最終納入研究的篇數。

16b: 指出可能符合纳入標準但被排除的研究，並說明原因。

17. **結果 - 研究特性：**列出每篇纳入研究 (included studies) 並報告其基本特性。

18. **結果 - 研究偏差風險：**呈現每篇納入研究的偏差風險 (risk of bias) 之評估結果。

19. **結果 - 單一研究的結果：**必須使用結構化表格或森林圖，對於每項結果 (outcome)，需呈現 (a) 每一組 (如合適組與不合適組)

的摘要統計與 (b) 效果量及其精準性 (如信賴區間)。**筆者建議最好可以將 17 、18 與 19 整理成一個表格。**

20. **結果 - 統合分析結果：**

    20a: 總結每項統合分析結果 (result) 的特性及各個納入研究的偏差風險。

    20b: 呈現所有統合分析結果 (result)；需呈現每個統合分析後合併估計值及其精準性 (如信賴區間) 和異質性结果；若存在組間比較，請描述成效 (effect) 的方向。

    20c: 呈現有可能導致研究结果 (result) 異質性原因的評估結果。

    20d: 呈現評估研究結果穩定性 (robustness) 方法與敏感性分析結果。

21. **結果 - 報告偏差：**呈現因資料遺漏 (missing) 所導致統合分析结果 (即報告偏差) 造成的偏差。

22. **結果 - 證據可信度：**針對每個结果 (outcome) 呈現實證的可信度 (信賴度)。

23. **討論：**

    23a: 基於實證醫學背景，對該研究統合分析結果做簡要的解釋。例如在系統性文獻回顧有發現某些文章，但這些文章卻無法做統合分析 (如資料不全)。

    23b: 討論該系統性文獻回顧 (systematic review) 時納入文章的侷限性 (limitation)。例如太早的文章或結果 (outcome) 定義不同的文章不納入。

    23c: 討論系統性文獻回顧過程中的所有限制。例如只限定收錄英文期刊的研究。

    23d: 討論該統合分析结果對臨床上、政策上和未來研究的影響。

24. **其他資訊 - 註冊與研究計畫書：**

    24a: 提供註冊資訊 (如註冊號和註冊名稱) 或聲明未註冊。

24b: 提供研究計畫書 (protocol)，或聲明未有研究草案。

24c: 說明在註冊過程或研究計畫書曾進行的修改。

25. **其他資訊 - 支持：**描述有無資金的來源，以及資助者或贊助商在此系統性文獻回顧的角色。

26. **其他資訊 - 利益衝突：**聲明每一位作者的任何利益衝突。

27. **其他資訊 - 資料、代碼和其研究資料的可用性：**說明取得公開資訊的途徑或是在何處可獲得這些資訊、資料收集樣板（template）、從納入研究中萃取資料的格式、所有分析的資料、分析編碼與其他研究材料。

Step 9. 論文寫作

➢ 研究的賣點

當你手上擁有了一堆圖表之後，接下來就必須找出你文章(研究上)的賣點。賣點通常需具有下列特徵且缺一不可。**文章一定要有賣點才有辦法刊載於 SCIE (Science citation index expanded）的學術論文**，這些賣點愈符合下列的各項要求，代表賣相愈好，也代表也更容易刊登在高影響指數 (impact factor) 的期刊。

賣點(selling point)

- 需具備原創性(novelty, originality)
- 需具備(臨床上)重要性
- 必須在嚴謹的科學操作下所得的結論(study quality)
- 研究結果須具有合理性
- 研究結果所提供的訊息或是其方法是值得學習的

➢ 寫作基本原則

以 A(Accuracy 正確)、B(Brevity 簡潔)、C(Clarity 清楚)為最高指導原則。請記住，簡潔 (succinct) 是科學論文寫作的基本原則，應該用最少的字完整且清楚說明整句的涵義；以 Watson 與 Crick 兩位諾貝爾等級的大師，於 1953 登於 Nature 雜誌中發現 DNA 的雙股螺旋結構之論文為例，圖與文一共僅兩頁文章，卻是跨世紀的重大發現，年輕研究者應引以為範。

➢ 手稿主架構內的主要論點

下圖為原創性論文 (original article) 整篇手稿 (manuscript) 的主架構。也說明每個段落 (section) 主要所欲傳達的中心思想。

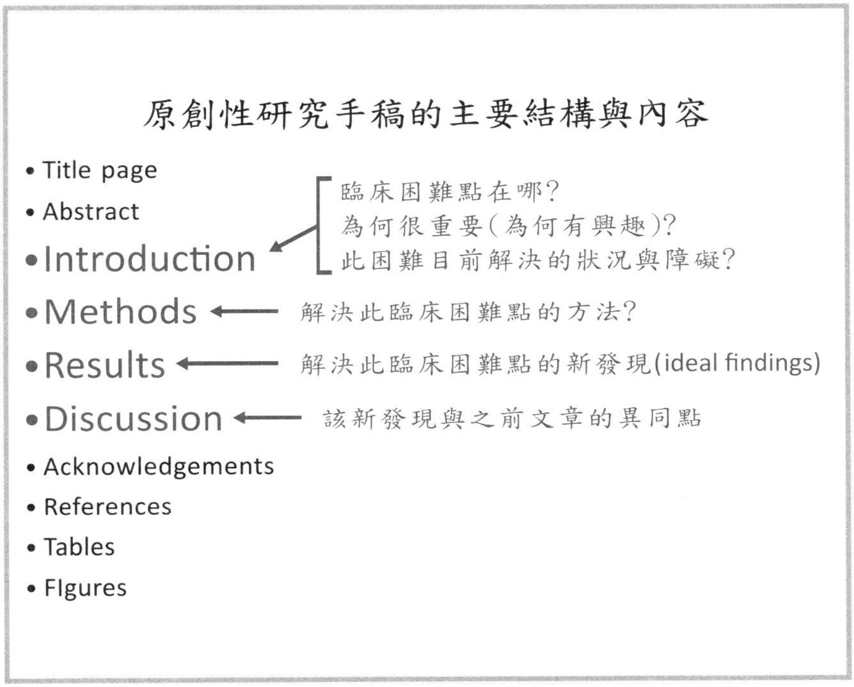

原創性研究手稿的主要結構與內容

- Title page
- Abstract
- Introduction ← 臨床困難點在哪？為何很重要(為何有興趣)？此困難目前解決的狀況與障礙？
- Methods ← 解決此臨床困難點的方法？
- Results ← 解決此臨床困難點的新發現(ideal findings)
- Discussion ← 該新發現與之前文章的異同點
- Acknowledgements
- References
- Tables
- FIgures

➢ 手稿寫作的順序 (建議應從圖開始)

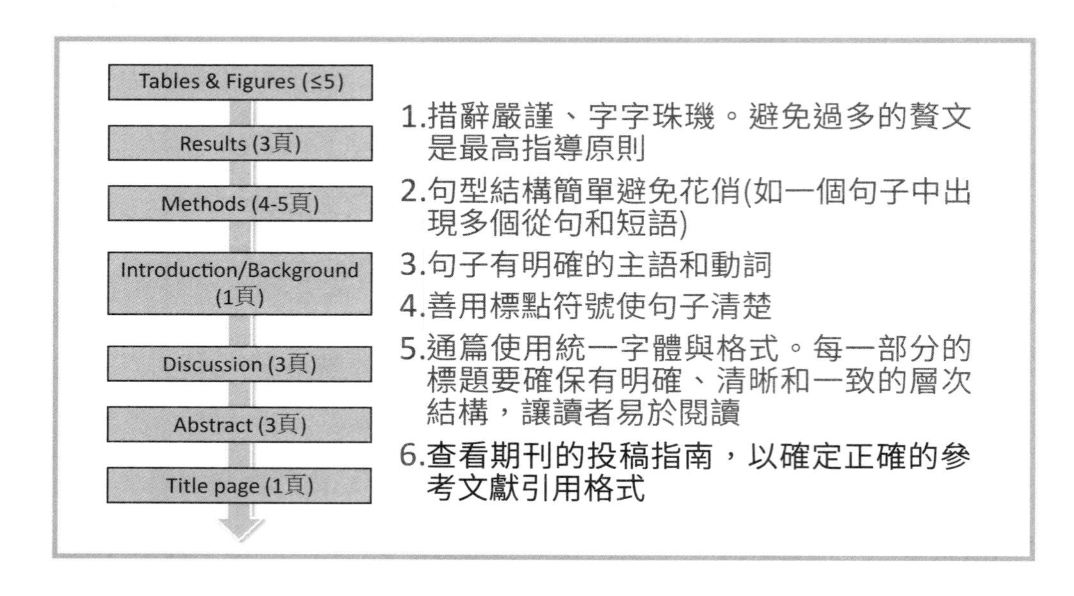

當了解手稿主要架構與主要賣點之後，並不代表手稿的寫作順序是由頭寫到尾，也千萬不要想一鼓作氣重頭寫到尾。**首先，必須先確認所畫的圖表是否可以說一個完整的故事。確定了故事的完整性之後，便可以將圖表的重點寫入結果 (result) 此段落內。另外，introduction 與 discussion 這兩個段落建議一鼓作氣一起寫，思緒會比較連貫，較節省時間**。上圖整理了寫作的順序與各個段落所需的篇幅，也條列了寫作時適用於整篇手稿的基本原則

建議研究新手們可**先行寫出每一段落內的要點 (key point)**，這些要點即為「step 8 了解臨床論文的寫作原則」中所提到的寫作原則，依據每個要點來寫再加以連貫，寫作時也必須思考有沒有遺漏的要點。另外，不要執著於只有在電腦前才能寫作，在生活中可以隨時隨地把想法寫下來，例如坐車或用餐時，忽然有幾句話或新的想法蹦入腦海，必須及時記錄下來，如果等下次想寫時，可能被遺忘了。剛開始寫初稿時，也請放棄完美主義，先求內容的完整性再求好，之後在由自己

或團隊中成員慢慢修補到完美。請記住，一篇優質的論文，絕不是一蹴而成的，需經歷層層品質把關；也唯有錙銖必較過的文稿，才能成功發表。

➢ 手稿中主要架構的寫作重點與技巧

- 標題 (title)

  作為一篇文章最開始，能不能引起讀者興趣的一串文字，標題的重要性毋庸置疑。雖然研究內容本身的品質與結果才是一篇科學論文的核心，**一個簡單扼要，又能引發讀者閱讀衝動的標題，卻是整篇手稿最重要的**。首先，要讓讓讀者藉由標題，就能知道文章的主要內容是什麼；**用字力求精簡不要拖泥帶水，但必須包含該研究的主要關鍵字**。如標題為 Prognostic Effects of Inappropriate Empirical Antimicrobial Therapy in Adults with Community-onset Bacteremia: Age matters 的文章，刊登於 *Frontier in Medicine* 2022;9:861032. 該研究主要針對菌血症病患，探討經驗性療法的合適與否，對病人的癒後影響會不會隨著年齡改變而不同；主要的關鍵字有「經驗性療法」、「菌血症」、「癒後」，「年齡」這四個，就必須都出現在標題中，讓讀者藉由標題就能知道文章的主要議題為何。

  另一個技巧。可利用「破折號」或「問號」強調文章的賣點。如 Prognostic Effects of Inappropriate Empirical Antimicrobial Therapy in Adults with Community-onset Bacteremia: Age matters，此研究的賣點即是強調年齡的重要性。如 Is qSOFA Suitable for Early Diagnosis of Sepsis among Bacteremia Patients in Emergency Departments? Time for a Reappraisal of Sepsis-3 Criteria，刊登於 *Frontier in Medicine* 2021; 8:743822，則是強調文章的結論，即再次評估 Sepsis-3 Criteria 的時機到了。

- 短標題 (running title)

  短標題亦稱為 **running head** 或 **short title**。短標題其實就是文章標題 (title) 的簡短版本，它定位為標題的一種縮寫形式，列印在文章每一頁的頁眉。不同期刊對短標題的要求不同，但一般來說，最多只能有 50 -60 個字。但為了精簡文字，短標題通常可以使用縮寫。**筆者建議亦可以利用短標題強調文章的賣點**。如 Prognostic Effects of Inappropriate Empirical Antimicrobial Therapy in Adults with Community-onset Bacteremia: Age matters 一文中，其短標題為 AAT on Aged Bacteremia Patients，即是利用縮寫在字數限制下，將該研究的主要關鍵字與賣點都寫入短標題中。

- 摘要 (abstract)

  首先，請想一想為何摘要如此重要？它必須獨立的包括所有能讓讀者自行判斷該研究的重要性的資料。由於有字數限制，必須簡單明瞭的說出整篇論文的重點，包括目的、假說、方法、結果與結論，所以**必須當成整篇論文的精華版**。不要忘記檢索數據庫的讀者通常只會速讀摘要，且審稿者 (reviewer) 在閱讀整篇手稿之前一定會先看摘要。摘要的內容會讓他們決定要不要閱讀全文。**除了標題，摘要也是抓住讀者注意力的最佳機會**。

  摘要內容包括引言（introduction），研究方法（method），研究結果（result）與討論（discussion）部分。摘要可以是有結構性 (structured) 的，即使用上述文字作為各段落標題；也可以是非結構性的，即以一段文字來書寫全部的內容。摘要有嚴謹的字數上限，一般為 200 至 250 字。不同期刊對摘要的結構與字數限制不同，但皆需要包含基本上一樣的信息，詳述如下：

- **引言（introduction）**：簡短的介紹你研究的背景，推論出你的研究目標。**最好用三個句子內讓讀者清楚的了解並認同這個研究的合理性**。您應該讓讀者知道：為什麼這是重要的？您的研究如何解決此問題？以及您的研究題目是什麼？
- **研究方法（method）**：簡述研究的基本設計，描述該研究的主要方法，如研究樣本和研究材料的定義、解釋數據收集方法，以及簡單描述數據分析方法；但過度的細節並不需要。
- **研究結果（result）**：只須清楚地描述研究中**最重要的發現**，並回答研究題目，建議將數字呈現出來。
- **討論（discussion）：**簡潔用一句話說出該研究的結論，但須避免誇大；並在結尾陳述該結論在理論上與實務上的重要性。

- 書寫摘要時的注意事項：
  1. 避免引用文獻。
  2. 避免陳述再主文未提及的內容。
  3. 摘要是要讓非專家讀者容易明白，所以不需要詳細解釋的技術用詞或專業用語。
  4. 盡量不要使用縮寫，除非是常用縮寫 (如 DNA) 或在主文中經常使用的。
  5. **最後記得再三仔細檢查，避免文法或內容錯誤，直至不能更完美為止。一旦犯錯，便會讓讀者認為你的研究不夠嚴謹而喪失抓住讀者注意力的機會。**

- 引言 (introduction)/ 背景資料 (background)

必須讓讀者了解研究主題與研究的背後動機，以期獲得讀者共鳴；亦可預告在論文接下來的段落中可獲得何種訊息，讓讀者的更有興趣閱讀。具體上。**引言部分必需明白寫出下面**

的問題的答案：

1. **關於研究主題，哪些資訊是已被了解的？哪些資訊仍是不了解的？**
2. **期望通過研究解決什麼問題？**
3. **在這些已被了解的資訊中有什麼侷限性？**
4. **期望可由研究獲得什麼進展？**
5. **您會運用什麼方法去解決問題？**

須注意的是，引言長度不要超過一頁，不需要再多花篇幅解釋一些讀者已經知曉的用詞和理論。不要做詳細的文獻綜述，針對過去發表文獻的討論應放在討論 (discussion) 這個段落 (section)。

該部分的寫法宜用漏斗**的方法進行邏輯推論，針對研究標題中的每個關鍵字，**漏斗頂部最寬**的部分代表已被了解與不了解的資料，然後一步步地**縮小**到研究中想討論的特定的問題，再說明研究的目的與假說，**最後再寫出解決問題的方法。例如筆者在 Prognostic Effects of Inappropriate Empirical Antimicrobial Therapy in Adults with Community-onset Bacteremia: Age matte (*Frontier in Medicine* 2022;9:861032) 一文中，其引言對上述問題的寫法介紹如下：

1. 關於研究主題，哪些資訊是已被了解的？哪些資訊仍是不了解的？

   →已被了解資訊包括 (1) 菌血症在臨床的重要性 (2) 經驗性療法的合適與否會影響菌血症病人的癒後 (3) 老年人口逐漸上升 (4) 老年人在感染症的非特異性 (non-specific) 的表現會讓醫師開立經驗性療法的正確性降低。

   →不了解資訊為經驗性療法對病人的癒後影響是否會隨

著年齡改變而改變不同？即老年人與年輕人的癒後影響是否不同？。

2. 期望通過研究解決什麼問題？

→老年人接受到不合適經驗性療法的機會很高，期望通過研究證實這對老年人的傷害比年輕人高。

3. 在這些已被了解的資訊中有什麼侷限性？

→經驗性療法影響菌血症病人的癒後的研究，針對老年人族群的研究很少。

4. 期望可由研究獲得什麼進展？

→我提出了假說，即不適當經驗性療法對病人癒後的不良影響會隨著年齡增加而增加。研究目的為使用回溯性世代研究，比較不適當經驗性療法對不同年紀病人癒後的影響。

- 方法 (method)

為整篇手稿中最容易撰寫的段落 (section)，長度約四到五頁。**具體上需包含研究設計、研究參與者的納入和排除標準、研究的 X「即暴露 (exposure) 或介入 (intervention)」、研究的主要和次要結局 (primary and secondary outcome) 與數據收集的種類與方法等，研究中所採用的各種統計方式都要陳述不能遺漏**。此外，須註明該研究的註冊信息，並說明已獲得機構中倫理審查委員會 (IRB) 的批准，是否有獲得參與者的知情同意。對於該研究的主要關鍵字或概念，一定要給予定義並作解釋。如 Prognostic Effects of Inappropriate Empirical Antimicrobial Therapy in Adults with Community-onset Bacteremia: Age matters 一文中的 inappropriate、empirical antimicrobial therapy、community-onset bacteremia 與 prognosis (即 outcome) 等，都要給予定義。

- 結果 (result)

為整篇手稿中第二容易撰寫的段落 (section)，長度約三頁左右。撰寫的原則是有效的將整理好的圖和表格變成故事。但是如何從一堆圖表中挖掘出故事，對初學者頗有難度。**筆者的經驗是可以把它分成三個層面來思考，第一個層面先呈現你所收集所有病患的特徵；第二個層面是確認研究所得的結果與現在學術界或文獻上的認知是一樣的；第三個層面則是去驗證研究的假說，凸顯自己的賣點**。

以筆者 Prognostic Effects of Inappropriate Empirical Antimicrobial Therapy in Adults with Community-onset Bacteremia: Age matters 一文為例，首先呈現你所收集所有病患的特徵；接著呈現第二個層面，要先確認該研究所收集到的所有病人，不適當經驗性療法對其癒後有不良影響，才能呼應目前學界的觀點，也才能確認我所收到的研究數據是可供參考的；最後，我再呈現第三個層面的問題，去探討不適當經驗性療法對病人癒後的不良影響會隨著年齡增加而增加。

■ 書寫結果時的注意事項：

1. 只需呈現的主要圖表，不需要將所有數據與圖表都放入，不重要數據與圖表可以作為附錄材料 (supplemental data)。
2. 只需闡明圖表內顯示的主要研究結果，不需要在內文中重複表內的所有數字。
3. 不須對該研究的結果作出解釋，該有的解釋應該留到「討論」一節中再做說明，必需明瞭「結果」的功用是客觀呈現原始數據及各種變項與結果 (outcome) 的關係。
4. 不須將該研究的結果與之前研究的結果作比較，該異同點應該留到「討論」一節中描述。
5. 呈現的結果未回答在前言（或背景）所提及研究問題與假

說，此乃兵家大忌。

- 討論 (discussion) 與結論 (conclusion)

為整篇手稿中最難撰寫的段落 (section)，長度最多三頁。內容通常包括：

1. **簡單敘述對該研究結果。**
2. **該結果的臨床意義與其應用價值。**
3. **可能的原因或作用機轉。**
4. **探討同議題國內外研究與本研究的異同點。**
5. **說明該研究議題的未來展望與建議。**

為了方便新手研究人員上手，**筆者建議可以把該段落分成以下四個層面來撰寫**。

1. 第一層先以一個段 (paragraph) 先總結該研究主要發現 (key finding) 與結果 (outcome)。如 Prognostic Effects of Inappropriate Empirical Antimicrobial Therapy in Adults with Community-onset Bacteremia: Age matters 一文在討論的第一段。
2. 接下來的第二層通常會使用 2-3 個段落，將該研究結果放在該領域已發表文獻的背景下討論，可以表達下列事項:(1) 引言段落 (section of introduction) 的延伸，進一步討論目前在文獻中「不了解的資料」與「了解的資訊中有什麼侷限性」。(2) 針對研究的主要發現做出解釋。(3) 強調該研究上的強項 (strength)，即相較於之前研究，本研究做得更好之處。(4) 對於挑選該研究的主題或主要關鍵字再做出解釋。例如 Prognostic Effects of Inappropriate Empirical Antimicrobial Therapy in Adults with Community-onset Bacteremia: Age matters 一文在討論的第二段，筆者對「不適當經驗性療法對病人癒後的不良影響會隨著年齡增加而增加」此一發現做出解釋。而在第三段中指出我們用兩個統計方法都可以得到相同的結論。當然，還可以在第四段說明為何挑選 community-onset bacteremia 做研究主題，而不挑選其他種類的 bacteremia；然而，因為在引言段落 (section of introduction) 已經解釋了為何要針對年紀不同來做研究，也解釋了 Empirical Antimicrobial Therapy 與 Bacteremia 的重要性，在此段落就不用贅述。

3. 第三層通常以一段文字說明本研究的侷限性 (limitation)；在此的重點是說明該研究對偏差與干擾因子的處理。如 Prognostic Effects of Inappropriate Empirical Antimicrobial Therapy in Adults with Community-onset Bacteremia: Age matters 第四段中有提到回憶偏差 (recall bias)、選樣偏差 (selection bias)、敏感度 (sensitivity), 干擾因子 (confounder) 與外部校正 (external validation) 等問題，必須一一回應。
4. 第四層為該段落 (section) 最後，宜對研究進行簡要總結 (conclusion)。 如 Prognostic Effects of Inappropriate Empirical Antimicrobial Therapy in Adults with Community-onset Bacteremia: Age matters 一文的第五段。請注意，不同期刊對的結論 (conclusion) 規定不同，有些期刊規定以段 (paragraph) 的形式放在討論段落 (section of discussion) 最後；有些期刊規定將結論獨立為一段 (section of conclusion)，置於討論段落 (section of discussion) 之後。

- 書寫討論與結論的注意事項：
  1. 建議不要宣稱「第一」或「首創」，除非很有把握 。
  2. 不要對文獻做詳盡的大篇幅全面綜述，只需陳述相關文獻與其內容重點。
  3. 對於其他已發表的研究，可以公正客觀陳述其優缺點，但不要著重批評，因為這些研究的作者可能是您論文的審稿人 (reviewer)。
  4. 只須讓數據 (證據) 說話，不要過分辯護或解讀數據。

➢ 文獻引用 (reference) 的技巧

不同期刊對的文獻結構與數目限制不同，一般規定原創性論文的文獻結構與數目上限為 30 筆。而如何在文章中如何呈現已發表的文章的內容，常用的方式有以下兩種：

1. 只在句子末尾放入引用文獻 (通常利用 EndNote 軟體)，在句子本身不放入作者名與年份。

   例　句 The prognostic benefit of prompt administration of appropriate antimicrobials in adults with bloodstream infections had been evidenced (Reference No.)

2. 直接在句子中說明之前研究的作者，只放第一作者即可。

   例　句 Lee et al. (Reference No.) indicated that the prognostic benefit of prompt administration of appropriate antimicrobials in adults with bloodstream infections.

➢ 降低論文重複率的技巧

當手稿內文與現有文獻相似度太高時，下述技巧可以減少重複率。

1. 改變句子結構。這是降低重複率的最有效方法；但應確保句子仍容易理解並且含義不變。

   例　句 As the delayed administration of appropriate antimicrobials happen, patent's prognoses trend to be deteriorated.

   可 改 為 → Patent's prognoses trend to be deteriorated as the delayed administration of appropriate antimicrobials happen.

2. 使用同義詞。但須確保該替換不會改變文本的含義。

   如：to survey = to study = to investigate

   therefore = accordingly

3. 主動語態和被動語態之間的切換。
4. 刪除不必要的形容詞或副詞。

5. 將句子中的項目重新排序。

   例　句 The outcomes in septic patients depend on host's socioeconomic status, locations of episodes, <u>host's immune status or comorbidities, causative microorganisms, and severity of illness at onset.</u>

   可改為→ The outcomes in septic patients depend on host's socioeconomic status, locations of episodes <u>causative microorganisms, severity of illness at onset, and host's immune status or comorbidities.</u>

6. 短句合併或長句拆短。但須避免產生贅文。
7. 使用特定詞而不是代名詞。將代名詞 (如 they, she, it) 替換為它所指的特定主詞或受詞。

筆記欄

Step 10. 投稿

➢ 目標期刊的選擇

建議**應同時考慮其影響指數與期刊的屬性，且必須排除「掠奪式期刊」**，筆者也建議應進一步考慮目前在台灣醫界與學界有爭議的一些雜誌社，如 MDPI、Frontier in... 系列與 World Journal of..... 等系列期刊 (筆者當然有吃過虧 ...)。

1. 影響指數 (impact factor, IF)

   在自然科學領域的期刊中，有一部分的期刊稱為 SCIE (Science citation index expanded）期刊，為了更精確地衡量出這些 SCIE 期刊的品質，Clarivate Analytics 這家公司，每年在 6 月至 7 月之間，會計算出一個稱為影響指數 (impact factor, 簡稱 IF) 的量化數值；**影響指數是以每個期刊的總出版數當分母，並以該期刊發行的文章之引用次數當分子**，由這兩個數據計算而得。這些 SCIE 期刊的影響指數與相關資料便會整理成一份「期刊引證報告」（Journal Citation Report, 簡稱 JCR)。**一般而言，影響指數越高的期刊，代表該期刊在該學術領域中能獲得愈大的引用數，間接地反應出期刊的學術威望與影響力**。JCR 也可依不同學術領域 (如急診與重症、藥物學、感染症、微生物學等) 以影響指數做出排名。

   關於影響指數的高低，除了直接去 Clarivate Analytic 官方網站上查該公司的每年發表所發表的最新分數外；下列有個通則可供參考，一般來說，JAMA 與其子期刊，或 Annals of... 等影響指數最高；其次是 American Journal of....、 British Journal of....、 European Journal of.... 與 Journal of.... 等；然後最低的是 International Journal of..., 與非歐美發行的期刊。

2. 期刊的屬性。可分下列面向來考慮：

 (1) 過去稿件的退稿比例如何？退稿率愈高代表愈不容易成功；通常 IF 愈高的期刊，其退稿率愈高。

 (2) 審稿時間是否合適？對於有急需升等或有時間壓力的研究者而言，這一點非常重要。

 (3) 該期刊過往刊登的文章是否與該研究研究主題相近？以筆者所熟悉的感染這個學門為例，有些期刊喜歡刊登感染症本身的特性與治療相關的文章，有些則偏向微生物學。

 (4) 刊登費用：不同的期刊對於刊登費用的收費與否不一，有些期刊只要刊登就必須收費 (如 Antimicrobial Agents and Chemotherapy 與 Critical Care)，有些期刊要同意開放獲取 (open access) 才會收費 (如 Journal of the American Medical Directors Association)；不同的期刊收取的費用差異很大，從三萬台幣到十五萬台幣不等，如 Lancet 的子期刊 eClinicalMedicine 的刊登費則高達美金 5000 元。有些期刊是算稿件數，每次刊登就收當次的刊登費；而有些是依文章的頁數來收費；總之相當複雜，所以投稿前一定要先讀該期刊的作者指南 (guide to author 或稱 tips for authorship)。這些高額的刊登費用，對於缺乏研究經費資助的年輕研究者來說，的確是一筆相當大的負擔。

3. 排除「掠奪式期刊」(predatory journal)

「掠奪式期刊」是指未遵行學術倫理進行嚴謹的學術審稿過程，而藉由「開放獲取」(open access) 向作者收取高額刊登費來獲利的期刊模式。該類期刊因缺乏公信力，其學術地位不為學界所承認，故發表在該期刊的文章會被認為是毫無學術價值的，無法當作升等的論文。簡單來說，不但損失刊登費，還讓整個研究白忙一場。

→依筆者經驗簡單來說，先以期刊屬性來做選擇，再盡量選取品質較佳 (影響指數大於 5 分或學科排名 25% 以內)、免刊登費又審稿快的期刊作為目標。

➢ 投稿前的準備

- 將手稿 (manuscript) 依期刊規定的格式 (format) 做細節上的調整。通常必須注意包括：
  (1) 整篇手稿的結構。如摘要的形式必須是結構化 (structured) 還是非結構化 (unstructured)?
  (2) 摘要字數與整篇手稿 (不含標題、摘要、參考文獻與圖表) 字數。
  (3) 參考文獻的格式與數量，通常參考文獻的數量不能超過 30 筆。
  (4) 封面頁 (title page) 須包含哪些資訊，如作者名、機構名、頁數、字數、需不需要附上所有作者的最高學位等。
  (5) 圖的解析度是否符合雜誌社的要求

- 除手稿之外還應檢附的文件：
  (1) **封面信件 (cover letter)**。該信件在投稿的最終格式 (draft) 中通常會放在手稿的前面，故稱封面。該信件通常是給編輯 (editor) 閱讀的，讓他更容易理解你這個研究的賣點，讓編輯覺得該研究是值得刊登的，便會找審稿者 (reviewer) 來看你的手稿。**請記住，封面信件是為了讓你的研究手稿會更有吸引力的**。
  (2) **利益衝突 (conflict of interest) 表單**。有部分雜誌社會要求附上表單，請每位作者做出有無利益衝突的聲明。最常用的該類表單為國際醫學期刊編輯委員 (international Committee

of Medical Journal, 簡稱 ICMJE) 所制定的制式表單。

(3) **特定核對清單 (checklist)**。如隨機對照試驗的 CONSORT checklist、觀察型研究的 STROBES checklist 與統合分析 (meta-analysis) 的 PRISMA 2020 中 的 flow diagram 與 checklist；如投稿至「BMJ Quality and Safety」該期刊則皆須附上。詳見本書「Step 8. 了解臨床論文的寫作原則」之內文。

- **列出推薦與應迴避的審稿者 (reviewer) 或編輯 (editor)。**

大部分的雜誌在投稿時都會同時要求研究者列出推薦與應迴避的審稿者或編輯。雖然雜誌社也不見得會照著投稿者所推薦的審稿者人選來指派，下列有三個源自筆者經驗可提高勝率或增加自身功力的建議：

1. 將手稿中所列的參考文獻中的主要作者列為推薦的審稿者，雖然不能確保這些作者對你的研究是友善的，但多少會看在你有引用的份上手下留情；另外，為了避免造成這些作者的反感，要記得不要在討論 (discussion) 段落中去否定或批評其他作者的研究。
2. 寫上相同研究領域且跟你有交情的「外國」學者，可藉由參加國際研討會、藉由發表的場合多認識國際友人；然而，這項策略對新手研究者而言門檻較高。
3. 選擇領域中最最專業的人當任審稿者，雖無法提高勝率，但可藉由這種方式得到了高品質的意見與回饋，大大提升研究水準。

➢ 投稿前的最終工作

投稿前的首要工作，必須讓所有的作者，都看過投稿前的最終版手稿，且所有的作者皆同意投稿至該期刊。因為投稿程序完成後，後續的作者相關資料的修改非常麻煩。尤其是作者名與作者順位的修改，大部分的期刊會要求你必須有其他作者的簽名同意才可以做修改。另外需用軟體 (如 Turnitin) 進行論文重複率的檢查，以比對投稿文章的內容與之前已發表的論文中文字的重複率。**大多數期刊在剛投稿時，雜誌社就會進行品質監測 (quality control)，包括使用軟體檢測投稿文章的重複率，如果太高會直接退稿**。筆者建議重複率不要超過 20%，當投稿前發現重複率太高時，請見本書「Step 9 論文寫作」中「降低論文重複率的技巧」一節。

➢ 投稿後須面對的事

- 經品質監測 (quality control) 後退稿：通常是格式問題，問題不大，在修改格式後仍可投原來的目標期刊。
- 經編輯直接退稿 (rejection with editor): 代表編輯不喜歡該研究，這通常代表手稿 (或研究) 本質上問題很大，**筆者建議一定要換目標期刊；最重要的是，必須要請資深的研究人員或專家看過你的研究或手稿，是不是有重大瑕疵**。若無，則請依上述的原則再選新的目標期刊。有時，編輯會附上個人意見，這些珍貴的意見一定要採納，因為這些編輯往往是那個領域的大師，他個人的觀點足以代表學界的看法，他們的意見會讓你的研究品質更提升。
- 經審稿者退稿 (rejection with reviewer): 代表至少有一個審稿者不喜歡該研究，**這也代表手稿 (或研究) 本質上問題很大，筆者建議一定要換目標期刊，也必須要請資深的研究人員或專家看過你的研究或手稿**。這些審稿者一定會附上個人意見，這些意見的品質不一，大原則是 IF 愈高的通常邀請的審稿者品質愈佳，所提的意見愈值得採納，也可以讓你的研究品質更提升。
- 大修 (major revision): 代表文章有機會被接受，但必須依據審稿者的建議修改 (revise) 手稿，也要回覆審稿者的提問。針對審稿者每一個觀點、意見或提問，都要利用「審稿回覆信」

(response letter) 一一做出 (point-to-point) 回應。

- 小修 (minor revision): 代表文章被接受的機會很高，但仍必須依據審稿者的建議修改手稿，也須利用審稿回覆信一一回覆審稿者。
- 接受 (acceptance without change): 非常罕見，至少筆者未曾經歷過，代表手稿不需任何修改就被接受。

➢ 審稿回覆信 (response letter) 的寫作原則

- 對於審稿者 (reviewer) 的意見，必須先建立一些認知。雖然往往包含一些讓研究者覺得苛刻或負面的語言，讓你有撕毀它的衝動 ....；但不可諱言的，通常這些意見也會匡正手稿與研究的缺失，也會包含建設性的建議；至少審稿者的動機是為了幫助研究者提升論文與研究的品質，以期提升學術涵養。所以當收到審稿者的意見後，**不論審稿者的決定是如何，請放下情緒，在批評中找到建設性的意見**。採納審稿者好的意見，除了可提升論文的品質，亦可幫助研究者提升自身的研究功力；所以本質上，要先對這些未曾謀面的審稿者充滿感激。
- **在回覆審稿者的意見時需展現誠意**，切勿出現敵對的字眼。請記住這些審稿者往往是該學術領域的資深學者，他們也是希望你的研究能對學界或臨床更有貢獻。
- **避免直接在回覆信中與審稿者爭論**；反之，研究者應試圖說明如何根據審稿者的意見使論文的品質變得更好。當與審稿者呈現不相同的觀點與意見時，千萬不要與其正面衝突，盡量去收集更多的資訊來支持你的看法，如之前已發表的研究或教科書，整理成精美且詳細的表格，放在回覆信或 supplemental data 中，充分展現研究團隊的誠意，讓審稿者滿意。簡單來說，當作者不認同審稿者的意見時，可不予修正，但必須引經據典說明理由。

- **必須以「逐項」(point-to-point) 的方式，逐項詳細回覆，不要怕麻煩**；盡可能愈詳細越好，雖然審稿回覆信並無篇幅的限制，但切記，一定要言之有物。
- 修正文稿 (revised manuscript) 中新修改的部分建議用粗字體加底線或紅色加以標示，以方便審稿者查閱。
- 審稿回覆信中一定要標明，被修改文句在修正文稿中的頁數 (page number) 與行號 (line number)。
- 最好附上「修正前後的對照表」或利用 word 軟體中「追蹤修訂」模式，以便審稿者查閱。
- 留意修正期限 (deadline)。因逾時會被認為是新投的稿件，後續的處理十分麻煩。當進度預期會超過期限時，可事先寫信給主編或編輯延展該期限。只要說明理由，一般都會很樂意接受你的延期請求。

提升功力篇

系統性文獻回顧 (systematic review)

系統性文獻回顧是一種整理研究文獻的方法，也可以說是一個提煉證據的過程；不同於「敘述性文獻回顧 (narrative review)」通常受限於專家的看法，**系統性文獻回顧必須具有五個特點：客觀（objective）、周全（comprehensive）、可再現（reproducible）、無偏差（unbiased）與透明（transparent）**。理論上，文獻上的各種報告都可以利用系統性文獻回顧來做彙整，但受限於之後的統合分析 (meta-analysis)，通常都針對觀察型研究 (observation study) 與實驗型研究（experimental study）[包括隨機對照試驗 (randomized controlled trial, RCT) 與非隨機對照試驗 (non-randomized controlled trial)] 來做整理。

系統性文獻回顧包含了四個步驟 :1. 找出合適的研究問題。2. 進行文獻檢索以獲取相關研究。3. 決定值得收錄至文獻回顧的研究。4. 將收錄的研究進行品質評估。將分別詳述如下：

➢ 找出合適的研究問題

進行文獻回顧之前，應先建立研究問題。通常是在臨床上發現問題後，使用 PICOS 的概念來確立研究問題、搜尋研究時的納入標準與排除標準；即利用 PICOS 來擬訂合適的搜尋策略，進而在文獻搜尋之前完成研究計畫書 (protocol) 的撰寫。以治療型問題為例，PICOS 的概念簡述如下：

- P 指的是回顧的目標族群（population/participants）。通常為具有某特性或共病的病患。
- I 指的是醫療上的介入組（intervention）。可以是新的篩檢方法、診斷工具、暴露物質、預防策略與治療方式等。
- C 為醫療上的比較組（comparator 或 control）。代表可以與介入相比較的傳統或現有方法或工具。如比較新與舊化療配方的效果時，I 是新的化療配方，C 則為舊的配方。

- O 為測量結果（outcome）。經過介入後期望達成的結果，且該結果是可被測量的。重點是，此結果必須對醫療上是有意義的，如死亡率、住院日數、醫療費用、治療副作用與生活品質等
- S 指的是搜尋上應選擇合適研究設計（study design）的文獻。一般而言，儘量以證據品質較高的隨機對照研究（RCT）為優先，當文獻上隨機對照研究很稀有時，再退而求其次以觀察型研究 (observation study) 為搜尋對象

當利用 PICOS 來完成研究計畫書 (protocol) 的撰寫之後，可先將其計畫書內容預先登錄註冊。註冊的功用是避免有後人重複該研究議題以降低學術資源的浪費，此外 PRISMA guideline 中也有此註冊的要求。目前有兩個系統性文獻回顧的註冊系統，即 PROSPERO（International prospective register of systematic reviews）與 CDSR（Cochrane Database of Systematic Reviews）；因使用上較方便，而筆者較常使用 PROSPERO 來註冊。

在此舉出筆者發表在 *Frontier in Medicine* 2022;9:86982 標題為 Effects of Inappropriate Administration of Empirical Antibiotics on Mortality in Adults With Bacteraemia: Systematic Review and Meta-Analysis. 的文章為例，來說明 PICOS 的概念。P (目標族群) 為菌血症 (bacteremia) 的成年病患；I (介入組) 為接受不合適的經驗性抗生素治療 (inappropriate administration of empirical antibiotics) 的病患；相反的，C (比較組) 為接受合適的 (appropriate) 經驗性抗生素治療的病患；O (測量結果) 為死亡率 (mortality rate)，包括長期與短期的死亡率；在 S (選擇合適研究設計的文獻) 中，因倫理考量，不能故意讓病人接受不適當的經驗性抗生素療法，故在文獻中無隨機對照試驗 (RCT) 的相關研究存在，所以在選擇文獻上以觀察型研究為主。

➢ 進行文獻檢索以獲取相關研究

當利用 PICOS 內的關鍵字逕行搜尋時，為了確保系統性文獻回顧的周全性（comprehensive），文獻搜尋應在人力與時間成本所能負擔下盡量廣泛；由於沒有單一電子資料庫能完全收錄世界上的所有研究，筆者建議應**搜尋三個資料庫以上為宜。在醫學領域上，建議以 Cochrane Trials (即 Cochrane Central Register of Controlled Trials，簡稱 CENTRAL)、Embase、MEDLINE 這三種電子文獻資料庫為佳**。MEDLINE 這個資料庫有 PubMed、Ovid 與 ESBCOhost 三種介面，建議使用 Ovid 此一功能性較好的介面；因 CENTRAL 該資料庫只收錄 RCT，若搜尋的目標是以觀察型研究為主，則不需搜尋 CENTRAL 這個資料庫。

- 完整文獻檢所的 10 個技巧與策略

  下圖詳述的這 10 個技巧，皆適用於各種文獻資料庫。**重要的是，為了達到完整的文獻搜尋，必須併用「關鍵字搜尋」「控制詞彙搜尋」與「引文搜尋」這三種策略，這三者缺一不可。**

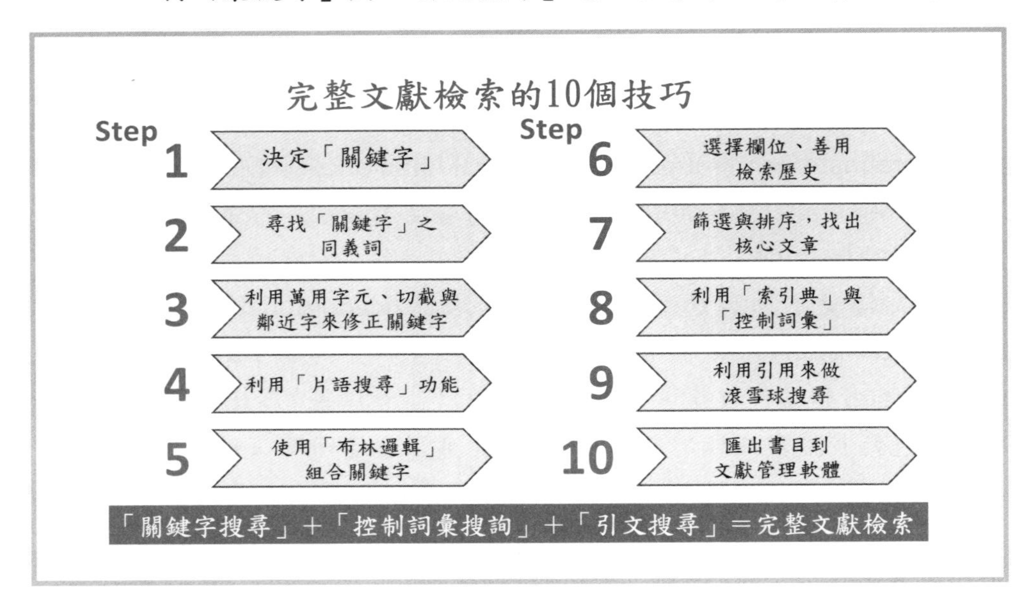

1. 決定「關鍵字」。為了找出可以放入資料庫的研究關鍵字，通常會將研究問題或研究主題切成更小的片段。

2. **找出「關鍵字」的同義字。**可以利用「字辭典」、「索引典」與「控制詞彙」(詳見步驟 8)、同主題的學術文章或諮詢專家意見找出同義字；此外，還需要注意單複數、英美式拼法不同、縮寫、時態與詞性 (如副詞與形容詞) 等。例如以菌血症 (bacteremia) 為研究主題時，就必須考慮到其他同義的術語，如 bloodstream infection；必須考慮到複數型，如 bloodstream infection<u>s</u>；也必須考慮到美式與英式英文的不同，如 bacter<u>a</u>emia 為菌血症的英式寫法。

3. **使用「萬用字元」、「切截符號」(如 ? 與 *) 與「鄰近字符號」來修正關鍵字，**以幫助更完整的文獻搜尋。「萬用字元」、「切截符號」與「鄰近字符號」的例子如下圖。請注意，鄰近字搜尋用來幫助限定字詞之間間隔多少距離，但各資料庫使用語法不同，下圖是以 EBSCOhost 此資料庫為例。

鄰近字搜尋:限定字詞之間間隔多少距離（以EBSCOhost為例）

符號	輸入	結果
N# (無次序)	administer N2 therapy 間隔2字內	<u>administer</u> appropriately empirical <u>therapy</u>/ empirical antimicrobial <u>therapy</u> was appropriately <u>administer</u>ed
W# (有次序)	administer W2 therapy 間隔2字內 且administer先於therapy	<u>administer</u> appropriately empirical <u>therapy</u>/

使用萬用字元與切截符號來修正關鍵字

符號	輸入	結果
?(侷限在1個字元)	he?d	he<u>a</u>d or he<u>e</u>d
*(不侷限字元數)	infect*	infect<u>ion</u> / infect<u>ions</u>/ infect<u>ious</u> / infect<u>ive</u>....
	hea*one	Hea<u>dph</u>one / hea<u>dst</u>one / hea<u>lth</u>one / hea<u>therst</u>one....
	appropriate*therapy	appropriate <u>empirical</u> therapy/ appropriate <u>definitive</u> therapy

4. 善用「片語搜尋」功能。使用前後括弧，以確保檢索詞可以保持在一起以使搜尋更精確，如 "bloodstream infection" 可以確保 infection 該字一定黏在 bloodstream 之後出現。

5. 使用「布林邏輯」(即 AND、OR 與 NOT) 來組合你的關鍵字。兩個字以上的關鍵字使用 AND、OR 與 NOT 的組合可能導致許不同的搜尋結果。此時，可以使用圓括號「( )」來界定搜尋的先後次序。永遠先搜尋最裡面的括號內的組合，再搜尋外層的括號內的組合，以此類推，直至完成所有的括號內的搜尋。

6. 選擇欄位，善用檢索歷史。檢索時可限制關鍵字所在欄位的條件 (如作者名、篇名與摘要等)，以避免檢索資料過多，亦可以增加檢索速度且提高精確率。例如，roselle 本身是洛神花這個名詞又同時是人名，當你要搜尋與 roselle 相關的研究但未選擇欄位時，會同時出現許多名為 roselle 的作者發表的文章。限制欄位後的檢索結果 (即檢索歷史)，便可利用布林邏輯來做組合。

7. 將檢索結果做篩選與排序，找出主題的核心文章。可利用引用 (citation) 次數高低的排序或利用資料庫的篩選功能 (refine result)，如年代，有無開放獲取 (open access)、文章類型 (review article 與 meeting abstract 等) 與研究領域等。

8. 利用「索引典」與「控制詞彙」，使搜尋更無缺失。有些資料庫 (如 Embase 與 MEDLINE) 會根據文章內容提供控制詞彙和索引典，幫助讀者統整相關文章；換句話說，若使用 Embase 與 MEDLINE 這兩種資料庫，即可用其內建的功能找到搜尋所需「關鍵字」對應的索引典與控制詞彙。不同資料庫的控制詞彙名稱不同，Embase 資料庫的控制詞彙稱為 Emtree；MEDLINE 資料庫的控制詞彙稱為 MeSH。請注意，不是所有的資料庫都有「控制詞彙」的功能設定，如 Google 與 web of science 中只能使用自由詞彙，無「控制詞彙」的設定功能。

- **自由詞彙（natural vocabulary）與控制詞彙 (controlled vocabulary)。**

  一般在做網路搜尋時，不外乎用「關鍵字搜尋」、「自由詞彙搜尋」或「自然語言檢索」，但往往會得到意想不到的結果。例如我們用「apple」去做網路搜尋時，結果會是「蘋果」這種水果與賣手機的「蘋果公司」，之所以會出現這兩種截然不同的結果是因為資料庫認為「apple」至少有兩個不同的意思，為避免此一現象發生，資料庫的解決方法是用「控制詞彙」找到意義相符的文章，即是綁定「apple」就是水果或是為手機公司的方式來搜尋。定義上，自由詞彙近似我們一般談話使用的詞彙，是最合乎人類交談溝通時所用的詞彙；而控制詞彙又可稱 subject term，是透過人為加工，對於特定字彙在該資料庫中賦予其固定意義。

- **索引典 (thesaurus)**

  索引典是指含有特定知識領域的辭彙 (如下圖), 可找出字詞間有語義或從屬上的關係。利用索引典即可找出關鍵字的**同義詞 (synonym)**、**相關詞 (related term)**、**廣義詞 (broader term)** 與**狹義詞 (narrow term)**。如下圖，以關鍵字 exercise 為例，及可找出其所對應的各種詞彙。當找到文章筆數太多時，可利用狹義詞縮小檢索範圍；找到文章太少時，可利用相關詞或廣義詞以擴大檢索範圍。

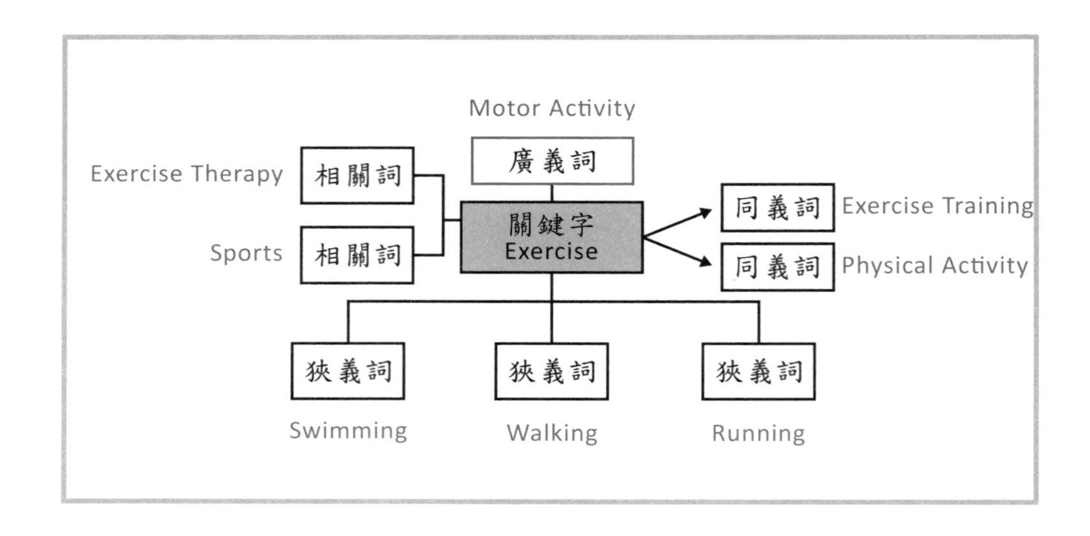

9. 利用引用來做滾雪球搜尋。引文搜尋 (citation search) 又稱滾雪球搜尋，即以文章找文章的方式進行，是先掌握一篇或數篇相關文章，再利用這些文章內所引用的參考文獻 (reference list) 中找尋更多相關的文章，如此一來，所找到的文章數就像雪球一樣越滾越大。

10. 匯出書目到文獻管理軟體。筆者推薦以 EndNote 作為文獻管理軟體較為方便。

最後，要提醒大家，為了降低發表偏差（publication bias），檢索對象除了期刊論文外，其他不同發表形式的文獻，如研討會海報論文、未發表的研究、碩博士論文、及政府文件等皆必須搜尋。且因為坊間翻譯軟體的普及，搜尋上的語言限制也應盡量避免。**此外，為了維護系統性文獻回顧的可再現性（reproducible），檢索所使用的關鍵字（自由詞彙）與控制詞彙必須清楚，每一筆搜尋所用的關鍵字（含自由詞彙**

與控制詞彙)，搜尋結果(文章數目)與搜尋的時間點，都必須記載清楚以供日後在手稿中呈現。

➢ 決定值得收錄至文獻回顧的研究

依原訂策略進行文獻搜尋後，結果可能得到數百篇甚至上千篇文章，由於使用了三個資料庫以上作搜尋，會有許多研究論文被重複選取，此時可利用文獻管理軟體(如 EndNote)協助整理文獻將重複的文章排除，接著在根據計畫書內所規劃的納入與排除標準來挑選合適的文章。重要的是，**在這文章選取的過程中，至少應有兩位研究人員參與，且個別進行獨立判斷，在最後總結時若意見不一致時，取得共識的方法(如彼此討論或尋求第三位研究人員仲裁)也應事先規劃**，並在計畫書中寫明白文章選取的標準與過程。上述文獻篩選的過程都必須依 PRISMA 2020 的格式建議，來呈現文獻篩選流程圖。

➢ 將收錄的研究進行品質評估

最後經研究人員納入的所有研究文章，其研究品質必須加以評估，以確保該系統性回顧的無偏差（unbiased）。**對於隨機對照研究（RCT），考科藍 (Cochrane) 建議使用「考科藍偏差風險評估工具」(Cochrane risk of bias tool)，簡稱 RoB。對於觀察型研究，考科藍建議使用 Risk of Bias in Non-randomised Studies-of Interventions，簡稱 ROBINS-I**；筆者則建議使用紐卡斯爾 - 渥太華量表（Newcastle-Ottawa Scale），簡稱 NOS，使用上較方便所以較為廣泛使用。分述如下：

- 考科藍偏差風險評估工具 2.0 版本 (RoB 2.0)

  該版本於 2016 年公布，**一共分為 5 個評估領域 (domain) 來評估各種偏差 (bias) 的存在**。每個評估領域，各有所屬的流程圖。

  1. 領域 I: 此領域乃評估**隨機分派過程中產生的偏差**，即分配偏差 (allocation bias) 的強弱。分配偏差之前亦稱

為隨機偏差 (randomization bias)，此領域必須評估三個重點 (1) 整個分配的過程 (randomization process) 是否有 concealment? (即執行分組的研究人員不知道病人所分配到的組別是介入還是對照組) (2) 整個分配的過程是否真的隨機 ?(3) 也必須觀察被分配後的兩組病患其基本特性是否不同 (baseline imbalance)?

2. 領域 II: 此領域乃評估**介入而產生的偏差**，即執行偏差 (performance bias) 的強弱；**此領域評估的重點是**盲性 (blindness)，是單盲、雙盲、還是最完美的三盲？(三盲即分組、執行介入與測量的研究人員都不知道病人所分配到的組別是介入還是對照組)。此領域又分為 intention-to-treat (ITT) effect 與 per protocol (PP) effect 兩個部分；ITT 主要用於真實世界 (real world) 研究，而 RCT 研究應使用 PP effect 這部分的流程圖。此領域主要評估兩組是否有發生不一樣的介入，如執行介入的研究人員因為無雙盲的機制而對去介入組多做了其他動作。其他需評估的為 adherence issue，與第 3 個領域之病人耗損偏差 (attrition bias) 不同，在此是評估是否因病人無法承受介入 (例如藥丸顆粒太大而無法吞) 而退出研究。

3. 領域 III: 此領域乃評估**結果數據缺失 (missing outcome data) 所產生的偏差**，即病人耗損偏差 (attrition bias) 的強弱；應評估下列問題：是否所有病人的結果都有呈現？兩組病患的退出 (drop-out) 的原因與比例是否相同？那些因副作用 (side-effects) 退出的病患是否有納入 outcome 的分析？退出 (drop-out) 病患是否會影響結果？一般來說，退出 (drop-out) 病患的比例愈小愈好，若可以小於 5% 則對結果不會有影響，也盡量不要超過 20%。也可以利用敏感分析 (sensitivity analysis) 來分析退出病患對結果的影響。

4. 領域 IV: 此領域乃評估**測量試驗結果所產生的偏差**，即檢測偏差 (detection bias) 的強弱，如下列問題所示：是否有三盲？即測量的研究人員是否知道病人所分配到的組別？測量的方式是否正確？兩組的測量的方式是否相同？

5. 領域 V: 此領域乃評估**選擇性報告試驗結果所產生的偏差**，即報告偏差 (reporting bias) 的強弱；例如，可比對該研究最初註冊的研究計畫書 (protocol) 或是之前已發表的 preliminary data，來了解是否選擇性隱藏不利的結果而只報告有利的部分結果？

利用以上各個領域的流程圖，評估者需要針對每個問題作出回答，回答的選項有：是 (yes)、可能是 (probably yes)、可能不是 (probably no)、不是 (no) 或未提供資訊 (no information)，不同的回答選項走不同的流程。每個領域評估完都可以總結該領域所針對的偏差，是低風險 (low risk of bias)、仍有疑慮 (some concerns) 與高風險 (high risk of bias)，以燈號呈現時分別為綠燈、黃燈與紅燈。最後在走完 5 個評估領域後，最後會總結一個整體風險評估結果，包括：低風險 、仍有疑慮與高風險等三種結果。判定的原則如下，只要一個領域被評估後為紅燈，則代表整篇研究的 RoB 為紅燈；只要一個領域被評估後為黃燈，則代表整篇的 RoB 為黃燈；只要有二個以上領域被評估後為黃燈，則代表整篇的 RoB 為紅燈。其流程圖與內容詳見官方網站 https://methods.cochrane.org/risk-bias-2

- **Risk of Bias in Non-randomized Studies-of Interventions (ROBINS-I)**

  之前稱為 ACROBAT-NRSI (A Cochrane Risk of Bias Assessment Tool: for Non-Randomized Studies of Interventions)，ROBINS-I 於 2016 年發表。**有 7 個評估領域 (domain)**，包括 bias due to confounding（干擾所造成的偏差）、selection bias（選樣偏差）、bias in measurement classification of interventions（介入分類偏差）、bias due to deviations from intended interventions（執行偏差）、bias due to missing data（結果數據缺失偏差）、bias in measurement of outcomes（檢測偏差）與 bias in selection of the reported result（報告偏差）。但必須注意的是，對研究中的每一個 outcome，必須分別的使用完整的 7 個評估領域做評估，所以相較於 NOS 與 ROBINS-I，比類評估方法較複雜，所需的人力與時間成本較大。除非是期刊有特別要求，筆者較建議使用 NOS。關於 ROBINS-I 的詳細內容請見該文 ROBINS-I: a tool for assessing risk of bias in non-randomised studies of interventions. *BMJ.* 2016;355。

與 RoB 2.0 的評估方法相似，每一個評估領域都有流程圖與一系列的問題，評估者需要針對每個問題作出回答，依據回答的內容來走流程，回答的選項有：是 (yes)，可能是 (probably yes)、可能不是 (probably no)、不是 (no) 與未提供資訊 (no information) 等。每個領域評估完都可以總結該領域所針對的偏差，是低風險 (low risk)、中度風險 (moderate risk)、嚴重風險 (serious risk) 與致命風險 (critical risk)。**ROBINS-I 的 7 個評估領域中，有四項與 RoB 2.0 的評估方法完全相同**，包括 bias due to deviations from intended interventions（執行偏差）、bias due to missing data（結果數據缺失偏差）、bias in measurement of outcomes（檢測偏差）與 bias in selection of the reported result（報告偏差）。**以下便針對剩下的三個與 RoB 2.0 不同的評估領域做介紹：**

1. **Bias due to confounding**（干擾所造成的偏差）。即評估研究設計上有無干擾因子（confounding factor）的存在，包含「基準點上的干擾因子 (baseline confounding)」、「隨時間改變的干擾因子 (time-varying confounding)」與「分組後的保護因子 (post-baseline prognostic factor)」。基準點上的干擾因子需觀察分組後的兩組病人特性有無不同；隨時間改變的干擾因子即需觀察介入本身的強度會不會隨時間改變？如藥物的劑量，體重，抽菸的量等這些可能是會隨時間改變。在分組後，也需確認是否有對 outcome 有影響的干擾因子存在。

2. **Selection bias**（選樣偏差）。當病患的選擇同時購受到介入與 outcome 干擾時，就會發生此一偏差。以之前葉酸攝取與胎兒神經管缺陷的研究為例，當選取一些有神經管缺陷胎兒當作病例組，另一些無神經管缺陷作對照組，回溯去詢問媽媽有沒有在懷孕時吃葉酸的補充劑；因為嚴重的神經管缺陷會造成胎兒流產，這個研究就有很嚴重的選擇性偏差，因為最嚴重的神經管缺陷胎兒無法納入該研究。

3. **Bias in measurement classification of interventions**（介入分類偏差）。此類偏差最常見的是 recall bias，因為回憶介入 (如抽菸與喝酒劑量) 時的錯誤而造成分組的錯誤。

- **Newcastle-Ottawa Scale (NOS)**

  紐卡斯爾 - 渥太華量表亦適用於評價觀察型研究的品質 。**藉由 8 個問題，分別使用「表 1」與「表 2」來評估世代研究（cohort study）與病例對照組研究（case-control study）**。8 個問題涵蓋研究病患選擇（selection）、可比較性（comparability）、暴露（exposure）與結果（outcome）的品質做出評價。8 個問題的計分採用了星級數目的半定量原則，除了可比較性（comparability）的問題最高為 2 顆星外，其餘問題最高為 1 星，故滿分為 9 顆星；星星數目愈多代表研究品質愈高。詳見官方網頁 http://www.ohri.ca/programs/clinical_ epidemiology/oxford.asp。

筆記欄

統合分析 (meta-analysis)

統合分析是次級研究 (secondary study) 的一種，也被稱為「分析中的分析 (the analysis of analyses)，乃針對同一研究主題，在完成系統性文獻回顧 (systematic review) 的前提下，將先前所有相關研究成果作結合，最終提供一個量化的結果。**簡單來說，統合分析就是「將眾多已發表的研究成果利用軟體彙整出一個總結論」**。當我們在文獻上發現有許多同一主題的研究但結果卻不一致時，如某一種藥物或手術對於某特定疾病病人癒後的效果，在不同的研究中結論不一樣時，即可進行統合分析計算出合併效果。以筆者發表在 *Frontier in Medicine* 2022;9:86982 標題為 Effects of Inappropriate Administration of Empirical Antibiotics on Mortality in Adults With Bacteraemia: Systematic Review and Meta-Analysis 的文章為例，因當時文獻中有些菌血症研究做出的結論認為經驗性抗生素治療對病人癒後不會有影響，而有另外的研究卻發現其對癒後的影響很大；如此結果不一致的狀況就很合適做統合分析。本章即介紹統合分析必須具備的概念。

➢ 森林圖 (forest plot)

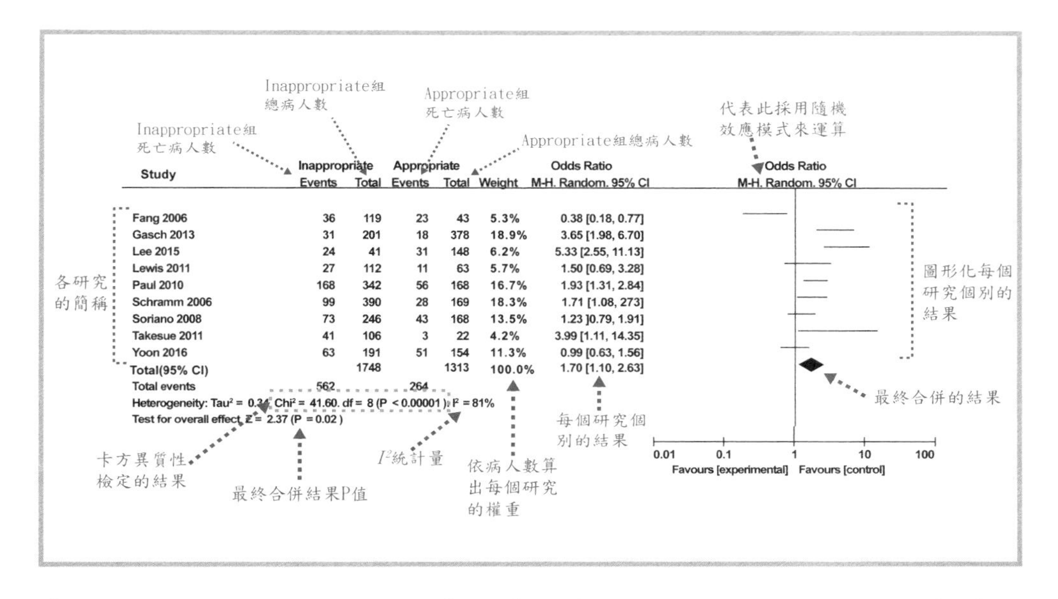

森林圖目的是呈現統合分析中的最終合併結果。也是統合分析中最重要的一張圖。森林圖有幾個閱讀的重點：

- 左側會列出所有收錄的文章以及其實驗組、對照組的病人數。以上圖為例，第一篇 Fang 2006 年的研究中，inappropriate 組有 119 位病患，其中死亡有 36 例；appropriate 組則有 43 位病患，其中死亡有 23 例。
- 根據樣本數大小給予加權值，並檢定同質性。上圖的卡方異質性檢定 $P < 0.00001$ 與 $I^2 = 81$，都一致性的判定上圖的研究間有明顯的異質性存在。此外，由於 I^2 大於 25%，所以採用隨機效應模式 (random effect) 來運算。
- 垂直線上的每個方框，其大小與每個研究樣本數成正比 (上圖未顯示)，橫線代表每個研究標準化後的點估計值 (上圖的 odds ratio) 和 95% 信賴區間。菱形圖 **(其大小與總樣本數成正比)** 是最終統合所有研究的結果。菱形圖未跨越垂直線可得知合併後的效應有統計上的影響。

➢ 固定效應（fixed effect）與隨機效應 (random effect) 模式

兩者的主要差異為固定效應模式將研究之間的變異當作固定的，而隨機效應模式將研究間變異當作隨機的。固定效應模式是先假設有個真實效果 (true effect) 的存在，各個研究所得的效果為觀察效果 (observed effect)，而每個研究的觀察效果與真實效果的差異是因為抽樣誤差 (sampling error) 所導致；**換句話說，固定效應模式是假設不同研究間的母群體是相同的 (固定的)，所以研究間的差異 (即異質性 heterogeneity) 低時，較適合用此模式**。隨機效應模型是假設各個研究所得效果都不同，這些真實效果不同可能源於每個研究的藥物劑量不同、病人共病種類與嚴重度不同與年齡不同等；**換句話說，隨機效應模式是假設不同研究間的母群體是不相同的，所以當研究間的差異 (即異質性 heterogeneity) 高時，較適合用此模式**。但實際運用上，筆者建議應同時使用固定效應模式與隨機效應模式來做統合分析，較為客觀。

➢ 異質性 (heterogeneity)

異質性是泛指各研究間的各種差異，異質性的程度可利用兩種方式來呈現 :(1) 卡方異質性檢定（Chi-square test for heterogeneity），又稱為 Cochran Q test，通常 $P < 0.1$ 即可以判定研究間有明顯的異質性存在；(2) I^2 統計量，亦由 Cochran Q 值計算而得；I^2 值介於 0%~100%，其值愈高代表異質性愈大，通常分為 <25% (低)、50% (中) 與 >75% (高)。

異質性的常見原因包括 :(1) 研究設計不同（different study design）、(2) 治療方法 (intervention) 的劑量或種類不同、(3) 結果評估（outcomes measured）方式不同、(4) 接受附加治療（co-interventions）的有無、(5) 不同的病人族群所做的研究（patient population）、(6) 各研究品質不同、與 (7) 隨機誤差（random error）的存在。

當異質性明顯存在時，常用於降低異質性的方法有兩種：(1) 次群組分析（subgroup analysis）：也就是將系統性文獻回顧所得全部論文，依病患或疾病特性去分成許多次群組，再針對每組次群組各自獨立作統合分析，即每組次群組各有自身的森林圖 (forest plot)。(2) 統合迴歸分析（meta-regression）：在傳統統計方法中，迴歸分析 (regression) 又稱為多變數分析 (multivariate analysis)，通常用來找出與 outcome(即 y) 有關的獨立因子，並可以找出這些因子對 outcome 的貢獻度，可詳見「Step 6. 選擇合適的統計方法」。在統合分析中，亦可使用迴歸的概念來評價所收錄的每個研究自身的效果對合併後的效應的貢獻度，此方法稱為統合迴歸。該分析亦可在所收錄的研究中，再用於找出造成異質性增加的某一 (些) 研究。原則上，若系統性文獻回顧所得收納論文數小於 10 篇時，則應避免作此迴歸分析。

➢ 敏感度分析（sensitivity analysis）

該分析的作法是將某些不合適（如品質較差）的研究刪除後，再評估剩餘研究的合併效果是否因此而改變，藉以評估該統合分析結果的穩定度。如果某一研究被刪除後，導致剩餘研究的合併效果明顯改變，就應該正視該研究對此統合分析的重要性。

➢ 發表偏差（publication bias）

在大多數情況下，研究人員會傾向將有正面或負面效果的文章發表，而沒有效果的文章則不加以發表；而就另外一個角度來說，為了雜誌社的營運與提高文章點閱率，期刊的編輯也傾向接受有正向或負面效果的文章，造成無明顯效果的文章不易發表，如此一來，在收集文獻時會發生無明顯效果的文章不易研究不易被囊括，則易造成該類偏差。**可利用漏斗圖（funnel plot）來評估有無發表偏差的存在**。

➢ 常見三種統合分析軟體的比較

在此由八個面向來比較 Comprehensive Meta-Analysis (CMA)、Review Manager (簡稱 RevMan) 與 Stata 三種軟體：

1. RevMan 軟體是由 Cochran 組織免費提供，可在其官方網站上自由下載；而 CMA 與 Stata 這兩個軟體則須自行購買。
2. **資料格式的輸入**：因系統性文獻回顧所收集之研究數眾多，其結果之呈現方式往往不盡相同；有的結果以平均數與標準差等格式來報告，有的以中位數與四分位距等格式來報告，有的甚至只報告 p 值與樣本大小。CMA 軟體可以接受的資料格式較多種，還可以先整合成同一格式後再進入統合分析。RevMan 與 Stata 軟體只能接受同一類型的資料格式，必須輸入相同格式的資料才能進入分析。
3. **統合分析與計算綜合效果值**：這三種軟體都可以繪製**森林圖**，都可以使用固定效果與隨機效果來進行統合分析呈現出最終合併的統計量。
4. **敏感度分析**：這三種軟體都可以讓觀察去除一 (或多) 個研究後，結果的變化；但 CMA 與 Stata 軟體可以自動化這個過程，而 RevMan 只能由研究者手動操作該過程。
5. **次群組分析**：這三種軟體都可以進行。
6. **統合迴歸**：CMA 與 Stata 這兩個軟體可提供這類分析；但 RevMan 則不行。
7. **發表偏差**：RevMan 軟體只提供漏斗圖來評估此一偏差；而 CMA 與 Stata 這兩個軟體則提供全套方法去評價此一偏差。
8. **文獻品質評估**：這三種軟體都可以繪製 ROB2.0 的紅黃燈圖。

→**總之，RevMan 軟體是免費，但只能繪製三種圖形：森林圖、漏斗圖與 ROB 2.0 的紅黃燈圖**。

➢ 評估「系統性文獻回顧與統合分析」品質的方法。目前較常用的方法有二：GRADE 與 AMSTAR 2。詳述如下

I. GRADE (The Grading of Recommendations Assessment, Development and Evaluation)

GRADE 是由一群流行病學、實證醫學家與醫學統計專家，經長久討論而得的一套「證據品質評比系統」。**主要用途有兩個 :(1) 提供系統性文獻回顧研究者，評估所收納研究文獻之品質。(2) 提供臨床指引 (practice guidelines) 作者，藉由評比所閱讀研究品質來制定建議強度 (strength of recommendation)**。簡言之，GRADE 可分為「證據質量」和「推薦強度」兩個層面來說明；證據品質是評估各研究所獲得之估計值的真實性有多高；推薦強度是臨床指引所使用，提供某介入對病人的利弊程度。GRADE **適用於收錄隨機對照試驗（RCT）或觀察型研究（observational study）的「系統性文獻回顧與統合分析」研究**。GRADE 的詳細內容請見 https://www.gradeworkinggroup.org/

針對收錄隨機對照試驗 (RCT) 的「系統性文獻回顧與統合分析」，必須從高的證據品質開始 (見下圖)，再考慮是否有下列五個因素存在，以此作為將證據品質降階的依據。

- 研究侷限性 (study limitations): 即評估該隨機對照試驗之偏差風險 (risk of bias)，目前評估工具很多，筆者建議可考慮用 Cochrane Risk of Bias。
- 不一致性 (inconsistency): 即利用點估計值和信賴區間的重疊、P 值與 I^2 值來評估療效的方向和大小再各個收錄的研究有無一致性。
- 間接性 (indirectness): 評估各個收錄的研究 PICO 是否相同。
- 不精確性 (imprecision): 利用最佳資訊樣本量 (optimal information size) 來判斷；亦可利用 95% 信賴區間的寬度協助判斷。
- 發表偏差 (publication bias)。

SR&MA所收錄的研究類型	證據品質	當出現下列狀況時證據品質應降階	當出現下列狀況時證據品質應升階
隨機對照試驗 (RCT) 從此級開始 →	高(high)	研究限制(study limitations) 嚴重→降一階 非常嚴重→降二階	大效應值(large effect) 大→昇一階 非常大→昇一階
	中 (moderate)	不一致性(inconsistency) 嚴重→降一階 非常嚴重→降二階	劑量效應關係(dose response) 存在→昇一階
觀察性研究 (observational study) 從此級開始 →	低(low)	間接性(indirectness) 嚴重→降一階 非常嚴重→降二階	所有可能的干擾因子(all plausible confounders) · 實驗效果被低估時→昇一階 · 當結果顯示沒有效果時可能虛假效果(spurious effect)所導致 →昇一階
	極低(very low)	不精確性(imprecision) 嚴重→降一階 非常嚴重→降二階 發表偏差(publication bias) 非常有可能存在→降二階	

針對收錄觀察型研究（observational study）的「系統性文獻回顧與統合分析」，必須從低的證據品質開始 (見上圖)，再考慮是否有下列三個因素存在，以此作為將證據品質升階的依據。

- 大效應值 (large effect): 即該觀察型研究不僅方法學上設計嚴謹，且所得之療效 (Y) 非常顯著。
- 是否存在劑量效應關係 (dose response): 即該觀察型研究之介入劑量 (X) 和產生的效應 (Y) 有明顯線性關聯 (linear-by-linear association) 時。
- 是否已控制 (adjust) 所有可能的干擾因子 (all plausible confounders) 。

最後步驟如下：不論是收錄「隨機對照試驗」還是「觀察型研究」所得的「系統性文獻回顧與統合分析」，**最終的證據品質可分為四級**，其代表意義如下表：

證據品質	意義
高（high）	作者非常有信心真實效果與該研究之估計效果相似
中（moderate）	作者認為真實效果很可能接近該研究之估計效果
低（low）	真實效果可能與該研究之估計效果明顯不同
極低（very low）	真實效果（true effect）可能與該研究之估計效果（estimated effect）明顯不同

II. 系統性文獻回顧方法學品質評估工具第二版 (A MeaSurement Tool to Assess systematic Reviews 2, AMSTAR 2)

AMSTAR 2 適用於包含隨機對照試驗（RCT）或觀察型研究（observational study）或兩者都有的「系統性文獻回顧與統合分析」研究。但不適用於包含診斷性試驗的「系統性文獻回顧與統合分析」研究與網路統合分析 (network meta-analysis)。由於高得分的評估項目往往會掩蓋一些嚴重的缺陷，該評價工具並不是總結每個評估項目的得分，並根據總分來評價品質好壞；因此，該工具評估的重點是關鍵的方法學評估項目是否有缺陷；且並在評估後，依整體品質進行「整體信心（overall confidence）」分級，分為高、中、低與極低四個等級。**簡單來說，AMSTAR 2 一共有 16 個評估項目，其中七個項目對於整體的品質評估極為重要，分別為項目 2、4、7、9、11、13 與 15，這些項目稱為關鍵項目 (critical domain)；其他項目則為非關鍵項目**。AMSTAR 2 的詳細內容請見其官方網站 https://amstar.ca/。 AMSTAR 2 品質分級的依據與意義如下表

品質等級	判定準則	意義
高	無或只有一個非關鍵項目不符合	針對研究問題，基於系統性文獻回顧所獲得之研究，統合分析的結果提供了準確而全面的結論
中	超過一個非關鍵項目不符合*	基於系統性文獻回顧所獲得之研究，統合分析的結果可能提供了準確的結論
低	1個關鍵項目不符合	基於系統性文獻回顧所獲得之研究，統合分析的結果可能不會提供準確而全面的結論
極低	超過1個關鍵項目不符合	基於系統性文獻回顧所獲得之研究，統合分析的結果不可能提供準確而全面的結論

*當兩個以上的非關鍵條目不符合時，會降低品質等級由中等降低至低等。

以下便簡述 16 個評估項目的內容：

- **項目 1: 研究問題和文獻納入標準是否遵循 PICO (population/ participant, intervention, comparator/ control, and outcome) 原則？**

  研究者必需明確且具體的敘述 PICO，以確保評估者能判斷 :(1) 所

納入的研究是否合理，(2) 納入的研究是否存在異質性與 (3) 研究結果的適用性。重要的是，評估者可以從摘要、引言或方法學內文中得到 PICO 的相關資訊。

- 項目 2: **是否聲明在執行系統性文獻回顧之前已確定了其研究方法？**研究者必須在執行系統性文獻回顧前即訂好詳細計畫書 (protocol)，完整討論並計畫統合分析該研究的執行，且必須有計劃地討論異質性的發生與後續處理。必須將研究計畫書先行註冊（如 PROSPERO、Cochrane 網站）、公開發表（如 BMJ Open）或提交倫理委員會審查。當執行時與原先計劃書出現偏離時，需在文章中進行報告並解釋。以確保評估者能能夠獲取計劃書，且可以將全文內容與計劃書進行對比。
- 項目 3: **研究者在文獻納入時是否說明納入研究的類型？**該項目旨在評估所納入的研究的周全性（comprehensive）。在納入標準中必需說明對研究類型的選擇原因。僅納入隨機對照試驗時，需考慮所納入的研究是否不夠周全，例如僅有觀察型研究存在或沒有相關的隨機對照試驗存在、隨機對照試驗人數太少導致統計檢力 (power) 不足或隨機對照試驗人數納入病人族群存在侷限性等情形。若有以上情況時，可以同時納入隨機對照試驗與觀察型研究。
- 項目 4: **研究者是否做到全面性 (comprehensive) 的文獻檢索策略？**研究者應檢索兩種以上的資料庫，檢索時應報告：檢索年份及所用數據庫、採用的關鍵詞與 (或) 控制詞彙和全部的檢索策略。此外，還應該搜尋最近 24 個月內所發表的文章、臨床試驗，關鍵詞專業相關資料庫，諮詢檢索領域的專家以及搜尋引用文獻。應檢索所有語言種類的文獻，當有種類限制時應說明其理由。是否檢索試驗註冊庫 (trial/study registries) 與灰色文獻 (如會議論文摘要、學位論文以及未發表的報告) 等資源。
- 項目 5: **是否做到雙人獨立文獻選擇？**該項目旨在評估文獻的篩選需有可再現性（reproducible）。應有兩名以上的研究人員獨立進行文獻的篩選，當意見不一致時，應藉由溝通達成共識。文獻的篩選流程應先初步根據題目和摘要內容進行篩選，再通過全文閱讀來確定所納入的文獻。研究人員所納入的文獻應有良好的一致性，可利用 kappa 相關係數 (coefficient) 來檢測其一致性 (即該係數應大於 80%)。kappa 相關係數詳見「step 6. 選擇合適的統計方法」一章內文。

- **項目 6: 是否做到雙人獨立數據的提取？**文獻中數據的提取需具有可再現性（reproducible）。至少有兩名研究者獨立進行數據提取，其要求與項目 5 類似。
- **項目 7: 是否提供排除文獻清單並說明排除的原因？**排除的原因如非目標病人群、介入方法或研究問題不相關等。
- **項目 8: 是否描述所納入的所有研究的 PICO 的細節？**包括所有納入研究的研究對象、介入方法、結果 (outcome) 指標、研究種類和研究地點等資訊。這些資訊將有助於評估者能根據 PICO 原則來判斷所納入的研究是否合適？研究間是否存在異質性？該系統性文獻回顧是否遵循之前所制定的計畫書 (protocol)。
- **項目 9: 研究者是否採用合適的工具評估每個納入研究的偏差風險 (risk of bias)?** 這是 AMSTAR II 過程中最重要的一個步驟，建議使用考科藍偏差風險評估工具 2.0 版本 (RoB 2.0) 與 ROBINS-I。RoB 2.0 與 ROBINS-I 請詳見「系統性文獻回顧」一章內文。
- **項目 10: 研究者是否報告納入研究的資助來源或描述沒有資助來源？**
- **項目 11: 進行統合分析時，研究者是否採用合適的統計方法合併研究結果？**一開始在制定研究計劃書時，就應該詳細的描述統合分析時所遵循的原則，包括數據的獲取、採用隨機效應模型或固定效應模型與其原因，分析異質性的方法。
- **項目 12: 進行統合分析時，研究者是否評估納入研究的各種偏移風險對統合分析結果可能產生的影響？**當納入的研究品質參差不齊時，需採用統合迴歸 **(meta-regression)** 來評估各個納入研究對整體研究結果的影響；或者僅選用低偏移風險的研究結果進行效應量合併。

- **項目 13: 研究者解釋和討論每個統合分析的研究結果時，是否有考慮納入研究的偏移風險？**研究者對研究結果進行解釋或討論時，需要考慮納入研究的各種偏差與其對統合分析結果可能產生的影響。
- **項目 14: 研究者對研究結果的異質性是否進行合理的解釋和討論？**異質性高的可能原因包括研究設計、分析方法、病人群和介入強度等方面的差異，研究人員需根據 PICO 原則及偏差的來源進行分析。
- **項目 15: 研究者是否採用統計學檢驗或漏斗圖對發表偏差進行合理的分析？**研究者應對發表偏差進行充分的調查並討論其對結果可能產生的影響。亦可以進行敏感性分析來評估特定文獻對發表偏倚的影響。
- **項目 16: 研究者是否對所有潛在利益衝突來源應進行報告？**包括在整個系統性文獻回顧與統合分析研究過程中所接受的任何資助。

下表即 AMSTAR 2 的 16 個評估項目的重點提示 (highlight)。其中藍底的七個項目即為關鍵項目 (critical domain)。

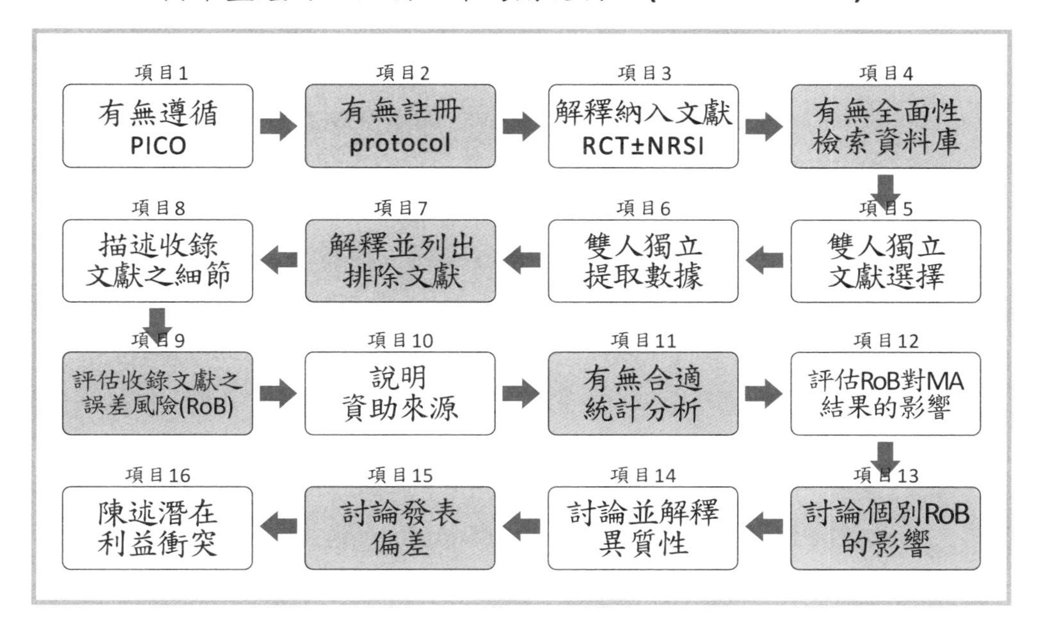

需知道的英文寫作技巧

➢ 英文寫作的最高指導原則：ABC 原則

科學性的寫作往往強調正確、簡潔且明白的用字，即**必須遵循 A (Accuracy, 正確)、B (Brevity, 簡潔) 與 C (Clarity, 清楚) 的最高指導原則**。然而使用冗長且充滿贅字的文句往往是初學者的通病。

例句 It is possible that there is a correlation between inappropriate therapy and unfavorable prognoses.

→應改為 Inappropriate therapy may possibly be correlated to unfavorable prognoses. 較合適。

➢ 利用「轉折詞」或「片語」來做文章的「起承轉合」

- 用於「起」：如 generally（一般來說）與 to our knowledge（就我們所知）。
- 用於「補充（承）」：如 in addition（此外）、additionally（另外）、moreover（此外、而且）與 furthermore（除此之外）。
- 表達「對比（轉）」：如 although（雖然）、however（然而）、whereas（然而）、unless(除非)、conversely（相反地）、in contrast（相反地）、nevertheless（雖然、然而）與 on the other hand（另一方面）。
- 表達「結論（合）」：如 in summary（總結）、in conclusion（結論）、overall（總的來說）與 to summarize（總結）。
- 表達「原因或條件」：如 in order to（為了 ......）、because of（因為）、due to（由於）、provided that 與 assuming that（倘若以 ...... 為條件）。
- 表達「選擇條件」：如 whether or not（是 ...... 或不是 ......)。
- 表達「時間」：如 in the meantime（同時）、until now（至今）、by the time（到 ...... 的時候）與 during（在 ...... 的時期）。
- 表達「強調」：如 particularly（尤其）、in particular（尤其）、

of note（值得注意地）、notably（值得注意地）、especially（特別地）、more importantly（更重要地）與 most importantly（最重要地）。

➢ 連接號（hyphen）、短破折號 (en-dash) 與長破折號 (em-dash) 的使用原則

英文中有三個極相似的符號在使用上極易造成混亂，即連接號與兩種破折號 (短破折號「–」與長破折號「—」)，故在此做專門的介紹此三個符號。

- 連接號（-）: 長度比短破折號「–」與長破折號「—」短，是這三種符號中最短的。**連接號通常被用來連接兩個以上的單字，且前後兩個單字的位置不能互換時**，以組成複合名詞 (如 short-term 與 high-risk) 和形容詞片語 (peer-reviewed 與 stress-induced)。須注意，若該複合名詞或片語橫跨其他字時，可省略複合詞第二個字，但須保留連接號，如 low-risk to high-risk factor 應改為 low- to high-risk factor，讓文章更乾淨。
- 短破折號「–」: 稱為「en-dash」，因為符號長度與字母「n」相同故稱之，一般的用來隔開同種類的不同數目，如日期 (如 221–226) 或頁碼 (如 page 86–89)；或者用來放在兩個並列的名詞中間，如同 to 的作用。須注意，**如在圖表中若使用來表達 95% 信賴區間或標準差 (standard deviation) 的範圍時，應使用此短破折號**。
- 長破折號「—」: 因長度同字母 m，稱作「em-dash」，用法上如同中文的破折號，即使用雙重長破折號來加強說明該句子中的內容；例如，The prognostic benefit of prompt administration of appropriate antimicrobials in critically ill adults experiencing bloodstream infections—**irrespective of whether the critical illness or not**—had been evidenced。

➢ 避免贅字

因科學性的寫作必須強調簡潔的用字，故須**避免在同一句子中出現完全相同的主語、標題字、介詞、冠詞或助動詞**。

例句 1 Ascites were tapping and <u>**were**</u> collected for analyses.

→應改為 Ascites were tapping and collected for analyses.

例句 2 The survival of septic patients varied, depending on the age, <u>**the**</u> host immunity, and <u>**the**</u> severity of illness.

→應改為 The survival of septic patients varied, depending on the age, host immunity, and severity of illness.

例句 3 The mortality rate of bacteremia patients varied from 20 **percent** to 30 percent.

→應改為 The mortality rate of bacteremia patients varied from 20 to 30 percent.

➢ 避免使用弱動詞（如 have、there is 或 to be 等）

例句 1 The included patients <u>**were**</u> adults with bloodstream infections.

→應改為 The adults with bloodstream infections <u>**were included**</u>.

例句 2 <u>**There was**</u> the benefit administering appropriate antibiotics for bacteremia patients.

→應改為 Administering appropriate antibiotics <u>**benefits**</u> bacteremia patients.

例句 3 This <u>**have**</u> an age-related trend of antimicrobial resistance in patients with bloodstream infections.

→應改為 An age-related trend of antimicrobial resistance in patients with bloodstream infections <u>**is disclosed**</u>.

➢ 以 little 取代 not much，以 few 取代 not many

例句 The <u>**not much**</u> evidence detailing the prognostic impact of delayed administration of appropriate antimicrobials is disclosed.

→應改為 The <u>**little**</u> evidence detailing the prognostic impact of delayed administration of appropriate antimicrobials is disclosed.

＊請注意，little 後面必須皆不可數名詞；few 後面必須皆可數名詞。

➢ 避免使用「多重涵義」的字 (如 since 與 as)

因 since 可以當作副詞、介系詞與連接詞使用，而有許多不同的用法；當用於時態的表達時，可以代替 because、given that 與 due to the fact that 來使用。在文法上，因為 as 有多種含意，如 like、because、due to the fact that、given that 與 when 等。**為避免讀者困擾，應減少這類字在學術論文上的使用。**

➢ 避免使用「口語用字」與「生活用語」

學術論文上應避免使用生活中常用的口語單字，這些單字依「取代性」的高低可分為以下兩類：

- 強烈建議用其他字取代的口語單字：

  good →宜改為 favorable, satisfactory 或 superior。
  bad →宜改為 unfavorable, unsatisfactory 或 inferior。
  important →宜改為 crucial 或 essential。
  use →宜改為 adopt、unitize 或 employ。
  show →宜改為 disclose、demonstrate 或 exhibit。
  very →宜改為 undoubtedly、profoundly 或 indubitably。
  of course →宜改為 definitely、indeed 或 naturally。
  nice →宜改為 favorable、obliging 或 cordial。
  really →宜改為 assuredly、precisely 或 distinctly。
  many →宜改為 numerous 或 prevalent。
  kind of →宜改為 in the category of 或 the type of。
  find out →宜改為 investigate、discover 或 examine。
  various/variety →宜改為 diverse、divergent 或 discrete。

- **必需完全避免的英文單字。**
  always 與 never →學術寫作上應盡量避免這些太過武斷的字。建議將實際數目寫出來。
  anything →意義太過模糊不清，學術上也應避免。建議應該將事情明確且具體的寫出。
  thing →意義模糊不清，也建議直接將該事寫出。

➢ 冠詞的正確用法

冠詞包括「不定冠詞」(如 a 與 an) 與「定冠詞」(the)。在寫作上，冠詞看起來微不足道，但是卻是判斷學術論文的品質時不可或缺的關鍵之一，也可以**反映出作者寫作的功力；因為冠詞可益於使其修飾的名詞更加明確，讓讀者更容易了解**。

使用冠詞的主要原則為：所有的單數「可數名詞」之前皆必須接冠詞 (包括不定冠詞與定冠詞)。相較於定冠詞而言，不定冠詞在文法的使用上較簡單。**當使用不定冠詞時，a 用於首字母為子音的名詞，an 用於首字母為母音的名詞**。然而，不同於不定冠詞，雖然定冠詞的使用方式缺乏明確定義，文法規則也較模糊不清。但概念上，定冠詞通常用於名詞的特定指名，即名詞的具體身份是作者所指定的，例如作者寫 the antibiotic 時，代表作者已經在前文說明過這個 antibiotic；而不定冠詞則用於名詞的泛指，即該名詞所指示的具體身份並沒有指定，例如作者寫 a antibiotic 時，代表作者是指出一種 antibiotic，但具體是哪一種抗生素，目前作者並未指定。學術寫作上，冠詞的使用目的是讓其修飾的名詞更加明確，但需注意下列兩種情形：

- 當名詞第一次出現時，若是單數則使用不定冠詞；然而，**在第二次出現之後，無論是單複數名詞，則必須由定冠詞修飾**。例句 A patient was diagnosed with bloodstream infections and treated with appropriate antimicrobials. Unfortunately, the patient died one week later。

- **當需要定冠詞修飾的兩個名詞合併時，可省略後面的冠詞。** 如 both the mortality group and the survival group 宜改為 both the mortality and survival groups。請注意，當句子中使用 between 或 from 等介系詞時，此一省略則不合適，例如 a difference between the mortality and the survival groups，文中的第二個 the 則不宜刪除。

➢ 寫作上常混淆的字

- **be correlated with 與 be related to**

  兩者的意義都是「與…有關」；當要表達 A 與 B 相關，可用 A + be 動詞 + correlated with B 或 A + be 動詞 + related to B，但不能寫成 A + be 動詞 + correlated to B 或 A + be 動詞 + related with B。

- **due to 與 because of**

  兩者都是介系詞片語，但 due to 需視為具有「形容詞」性質的介系詞片語，故只能修飾名詞或代名詞。because of 需視為具有「副詞」性質的介系詞片語，故只能修飾形容詞、動詞和子句，但不能用於修飾名詞。

  例　句 Patients survive because of prompt antimicrobial administration.

  → 應 改 為 Patients survive due to prompt antimicrobial administration.

  例句 This acceptance was because of his efforts.

  →應改為 This acceptance was due to his efforts.

- **based on 與 on the basis of**

  兩者都是介系詞片語，但 **based on... 需視為形容詞，故只能用於修飾名詞與代名詞。on the basis of.. 需視為副詞，只能修飾形容詞、動詞和子句，但無法修飾名詞。**

例句 <u>On the basis of</u> our findings, we emphasized the clinical impact of delayed administration of appropriate antimicrobials.

→應改為 <u>Based on</u> our findings, we emphasized the clinical impact of delayed administration of appropriate antimicrobials.

例句 This acceptance was **on the basis of** his efforts.

→應改為 This acceptance was **based on** his efforts.

- **compared to 與 compared with**

compare to 這個片語主要用於說明兩個東西很類似，即比較兩個東西之間的相似，中文稱為「相比」與「視為」；舉例來說，當使用英文描述「人生如夢一場」，**必須使用 compare to**，而非 compare with。反之，**如要指出兩個事物間的差異，中文稱為「相較」與「比較」時，必須使用 compare with**，而非 compare to。

例句 Fatal patients had the less proportion of the critical illness <u>compared to</u> survivors.

→應改為 Fatal patients had the less proportion of the critical illness <u>compared with</u> survivor.

- **fewer 與 less**

這兩字都是「較少一點、更少一點」的意思，兩者中文涵義完全相同。但 **fewer 後面要接可數名詞**，如 person, patient 等；**less 後面要接不可數名詞**。如 money。

- **affect 與 effect**

這兩字僅有一字之差，且因讀音相似常令人混淆。**原則上，affect 應作為動詞使用，而 effect 應當名詞使用**。affect 的意思為「對某事物造成影響或使其發生變化」。如 Prompt administration of appropriate antimicrobial <u>affect</u>

patient prognoses。effect 的意思為「某事物的後果」，如 We investigated the effects of delayed administration of antibiotics。

- **after 與 following**

After 的意思是「之後」，為**介詞**；而 following 的意思是「接著發生…..」為**形容詞**，其後須接名詞(通常是時間名詞)。兩者絕對不可混用。

- **predominate 與 predominant**

predominate 是動詞，predominant 是形容詞，兩者易誤用。此外須注意，**predominant 的副詞為 predominantly，而非 predominately**。

- **similar......as 與 similar......to**

如果要描述兩件事情彼此相似，要用 similar to (或用 consistent with 亦可)。**須注意，英文中無 similar…as 的用法**。

- **by contrast 與 in contrast**

這兩個片語在中文意義完全相同，都是指「相反來說、相比之下」，但是兩者在用法上有所區別。in contrast 必須與介詞 to 或 with 連用，其後接上名詞。by contrast 通常是獨立的片語，不需與介詞連用，常放在主句之前，並以逗號隔開，**常用於「起承轉合」語法中「轉」時所使用的片語**。

- **amount 與 number**

這兩者中文意義完全相同，指的是「數量」；但須注意，**amount 只能用於「不可數名詞」**，如 an amount of association (相關性的量)；而 **number 必須用於「可數名詞」**，如 an amount of studies (研究的量)。

- **may 與 might**

  兩者皆為助動詞，might 可以是 may 的過去式。但如果該句的時態為現在式時，兩者的意義都是「可能，也許」，**主要的差異為發生的機會大小。相於 may，might 通常意味著發生的可能性較低，且在語氣上較為保守**。故筆者建議在學術寫作時使用 might 較為合適，應盡量避免使用 may 此一助動詞。

- **concerning**

  此字為介系詞，中文意思是「關於」，相較於 in reference to 與 regarding，是一個比較正式的用法。須注意，**必須避免將 concerning 當作形容詞使用**，其後面不可直接與名詞併用 (如 a concerning problem)。**文法上應當作介系詞來使用**。

- **compose 與 comprise**

  兩者皆為動詞，compose 代表「由……組成」，而 comprise 代表「包括、包含」。**常犯的錯誤為將 comprise 誤用成 comprised of，因為 comprise 為及物動詞，之後必須接名詞，不可接介系詞；而 compose 為不及物動詞，之後必須接介系詞 (通常為 of)，不可直接加上名詞**。例句如 The team is composed of one doctor and two pharmacologists. 或 The team comprises one doctor and two pharmacologists. 兩種表達方式皆可。

- **continual 與 continuous**

  這兩者中文意義完全不相同，**continual 代表「反覆發生，但發生中間是有間斷的 (happen repeatedly)」；而 continuous 代表「一種持續不間斷的狀態 (unbroken status)」**，如例句 A continuous infusion of intravenous antimicrobials for critically ill patients is beneficial. 代表該病患「持續地」接受靜脈抗生素治療。而例句 A continual infusion of intravenous antimicrobials for critically ill patients is beneficial. 代表病患「很頻繁地」接受靜脈抗生素。

- **consequently 與 subsequently**

  兩者中文意義與文法使用上完全不同。**consequently 等同「as a result of」或「result from」，中文為「作為…的結果」。而 subsequently 則等同「later」（稍後），用來描述該事件在某事之後發生。**

- **dose 與 dosage**

  dose 是指「藥物一次的劑量 (a specified amount of medication taken at one time)」；而 dosage 通常是指「藥物的處方」(通常包括劑量和頻率)，通常用來代表一段時間內的劑量 (how to take the medication as prescribed)。如以下例句 A 20-mg dose of dexamethasone was administered every six hour 與 The dosage of dexamethasone was 5 mg/hour，兩者不可混用。

- **i.e. 與 e.g.**

  e.g. 是拉丁文中「**exempli gratia**」的縮寫，意義等同於「**for example**」(舉例來說、例如)，後面必須接「例子」；而 i.e. 是拉丁文中「**id est**」的縮寫，意思等同「**that is to say**」(換句話說、也就是說)，後面必須接「說明」，不能接「例子」。**文法上必須記住，在 i.e. 與 e.g. 前後兩邊都必須加上逗號，與句子的其他部分做區隔。當例句過長時，亦可將例子放在括號內以益閱讀；但如果用於括號內，則前方不須加上逗號，後方逗號需保留，如例句 2 與 4。**

  例句 1 The mortality rate of bacteremia patients depends on numerous causes, e.g., the severity of acute illness, comorbid severity, and timing of interventions.

例句 2 The mortality rate of bacteremia patients depends on numerous causes (e.g., the severity of acute illness, comorbid severity, and timing of interventions).

例句 3 The results of different methods in detecting antibiotic-resistant phenotype, i.e., using ceftazidime, cefotaxime, and cefepime with and without clavulanate, were similar.

例句 4 The results of different methods in detecting antibiotic-resistant phenotype (i.e., using ceftazidime, cefotaxime, and cefepime with and without clavulanate) were similar.

- **non-significant 與 insignificant**

  兩者中文皆為「無意義」，但 non-significant 用於統計上的，等同於 not statistically significant 或 a lack of statistical significance。**insignificant 不宜用來描述統計結果**，其原因在於它通常用來陳述某件事情是「無效用的資訊」，舉例來說，若有研究的結果發現中風與喝酒之間的關聯性不具有統計意義，但此研究結果對於喝酒的人而言，卻很可能是個重要訊息。因此，在研究論文撰寫時應避免使用 **insignificant** 這個字。

➢ 其他常見文法的錯誤

- 使用 experience 為動詞的主詞必須是有具有生命的個體（如病患與小鼠等）。不具有生命的主詞（如天氣與溫度等）無法使用該字。
- A 與 B 不同，可用 A + be 動詞 + different from B，不能寫成用 A + be 動詞 + different than B。
- 避免使用縮寫，如 shouldn't、can't 等。
- 避免使用雙重否定，如 is not uncommon 等
- 主動詞單複數型不一致。如 Each of the samples were……. 應改為 was。如 All the samples was……應改為 were。
- 代名詞不明，如文中的 this、that 與 it 不知道是代替哪一個主

詞。

- both 不與 as well as 同時出現。
- 英文中不能使用波浪號「～」與頓號「、」。
- 數字與其單位之間要留半格空格 (half-width)。
- *P* value、*t*-test 與 *Chi*-square 等統計相關的名詞，一定要用斜體。
- 阿拉伯數字不可以直接放句首，需用英文表達數字。
  如 300 patients were included.... → 應改為 Three-hundred patients were included....。

筆記欄

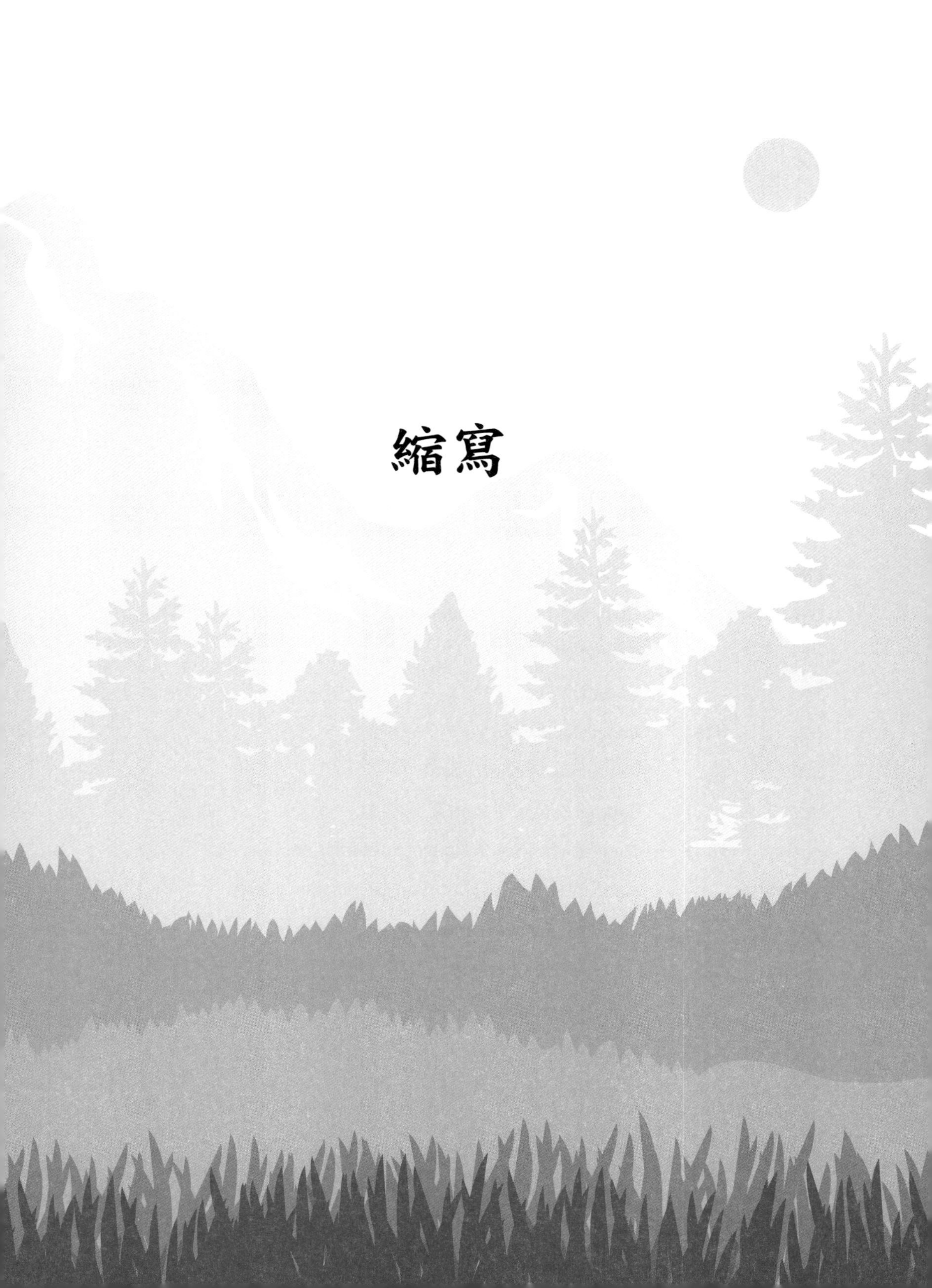

縮寫

縮寫

AMSTAR 2	A MeaSurement Tool to Assess systematic Reviews 2
ANOVA	Analysis of Variance
AUROC	Area under the ROC curve
CDSR	Cochrane Database of Systematic Reviews
CENTRAL	Cochrane Central Register of Controlled Trials
CGRD	Chang Gung Research Database
CMA	Comprehensive Meta-Analysis
CONSORT	Consolidated Standards of Reporting Trials statement
CRP	C-reactive protein
EMR	Electric medical record
GRADE	Grading of Recommendations Assessment, Development and Evaluation
HR	Hazard ratio
IF	Impact factor
IRB	Institutional Review Board
JCR	Journal Citation Report
MIMIC	Medical Information Mart for Intensive Care
NHANES	National Health and Nutrition Examination Survey
NHIRD	National Health Insurance Research Database
NOS	Newcastle-Ottawa Scale
NPV	Negative predictive value
OR	Odds ratio
PPV	Positive predictive value

PRISMA	Preferred Reporting Items for Systematic Reviews and Meta-Analyses
PROSPERO	International prospective register of systematic reviews
RCT	Randomized controlled trial
RevMan	Review Manager
RoB	Cochrane risk of bias tool
ROBINS-I	Risk of Bias in Non-randomised Studies-of Interventions
ROC	Receiver operating characteristic
RR	Relative risk, risk ratio
SCIE	Science citation index expanded
SEER	Surveillance, Epidemiology, and End Results Program
STROBE	Strengthening the Reporting of Observational studies in Epidemiology

筆記欄

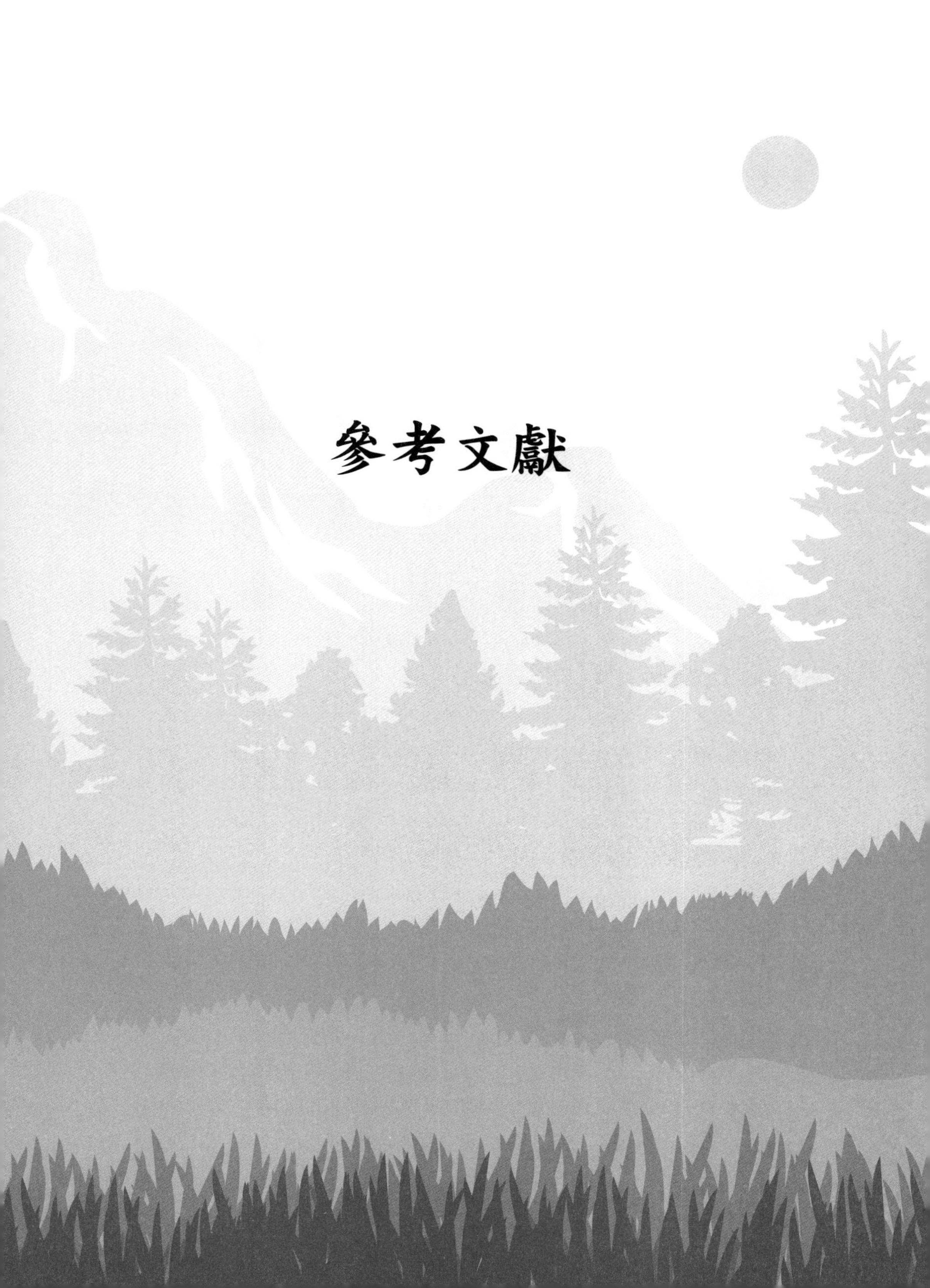

參考文獻

參考文獻

1. MacMahon B, Yen S, Trichopoulos D, Warren K, Nardi G. Coffee and cancer of the pancreas. New England Journal of Medicine. 1981;304(11):630-633.
2. 李智貴，陳恆順。統合分析 (Meta-Analysis) 之簡介 . 當代醫學 . 1995;(256):167-172.
3. 王榮德 . 流行病學方法論 : 猜測與否證的研究 . 健康文化 ; 2000.
4. 林春山，陳永祝。新標準英文法。南一書局 ; 2003 (第三版)
5. Shariff SZ, Cuerden MS, Jain AK, Garg AX. The secret of immortal time bias in epidemiologic studies. Journal of the American Society of Nephrology. 2008;19(5):841-843.
6. Jha P, Jacob B, Gajalakshmi V, et al. A nationally representative case–control study of smoking and death in India. New England journal of medicine. 2008;358(11):1137-1147
7. Lee CH, Wang JD, Chen PC. Case - crossover study of hospitalization for acute hepatitis in Chinese herb users. Journal of gastroenterology and hepatology. 2008;23(10):1549-1555
8. Yang W, Lu J, Weng J, et al. Prevalence of diabetes among men and women in China. New England journal of medicine. 2010;362(12):1090-1101.
9. Lin HC, Chien CW, Hu CC, Ho JD. Comparison of comorbid conditions between open-angle glaucoma patients and a control cohort: a case-control study. Ophthalmology. 2010;117(11):2088-2095.
10. Gladstone BP, Ramani S, Mukhopadhya I, et al. Protective effect of natural rotavirus infection in an Indian birth cohort. N Engl J Med. 2011;365:337-346.
11. 莊其穆。臨床醫師如何閱讀統合分析 (Meta-analysis) 的論文 . 臺灣醫界 . 2011;54(2):74-82.
12. Elias WJ, Huss D, Voss T, et al. A pilot study of focused ultrasound thalamotomy for essential tremor. New England Journal of Medicine. 2013;369(7):640-648
13. 蔡柏盈。從字句到結構：學術論文寫作指引。國立臺灣大學　出版中心；2015（第二版）。
14. Filion KB, Azoulay L, Platt RW, et al. A multicenter observational study of

incretin-based drugs and heart failure. New England Journal of Medicine. 2016;374(12):1145-1154.

15. Shea BJ, Reeves BC, Wells G, et al. AMSTAR 2: a critical appraisal tool for systematic reviews that include randomised or non-randomised studies of healthcare interventions, or both. bmj. 2017;358
16. Sterne JA, Hernán MA, Reeves BC, et al. ROBINS-I: a tool for assessing risk of bias in non-randomised studies of interventions. bmj. 2016;355
17. Frieden TR. Evidence for health decision making—beyond randomized, controlled trials. New England Journal of Medicine. 2017;377(5):465-475.
18. 陳建仁。流行病學：原理與方法 . 聯經出版事業公司 ; 2020.
19. Geleris J, Sun Y, Platt J, et al. Observational study of hydroxychloroquine in hospitalized patients with Covid-19. New England Journal of Medicine. 2020;382(25):2411-2418.
20. Lee CC, Ho CY, Chen PL, et al. Is qSOFA Suitable for Early Diagnosis of Sepsis Among Bacteremia Patients in Emergency Departments? Time for a Reappraisal of Sepsis-3 Criteria. Frontiers in Medicine. 2021:1850.
21. Pagano M, Gauvreau K, Mattie H. Principles of biostatistics. CRC Press; 2022.
22. Hung YP, Chen PL, Ho CY, et al. Prognostic Effects of Inappropriate Empirical Antimicrobial Therapy in Adults With Community-Onset Bacteremia: Age Matters. Frontiers in medicine. 2022;9:861032.
23. Hung YP, Lee CC, Ko WC. Effects of Inappropriate Administration of Empirical Antibiotics on Mortality in Adults With Bacteraemia: Systematic Review and Meta-Analysis. Frontiers in Medicine. 2022;9:869822.
24. https://wwwcdc.gov/nchs/nhanes/index.htm (assessed at Oct 2022)
25. http://www.consort-statement.org/ (assessed at Oct 2022)
26. https://www.strobe-statement.org/ (assessed at Oct 2022)
27. https://www.prisma-statement.org/ (assessed at Oct 2022)
28. https://methods.cochrane.org/risk-bias-2 (assessed at Nov 2022)
29. http://www.ohri.ca/programs/clinical_epidemiology/oxford. asp (assessed at Oct 2022)

30. https://www.gradeworkinggroup.org/ (assessed at Nov 2022)
31. https://amstar.ca/ (assessed at Nov 2022)

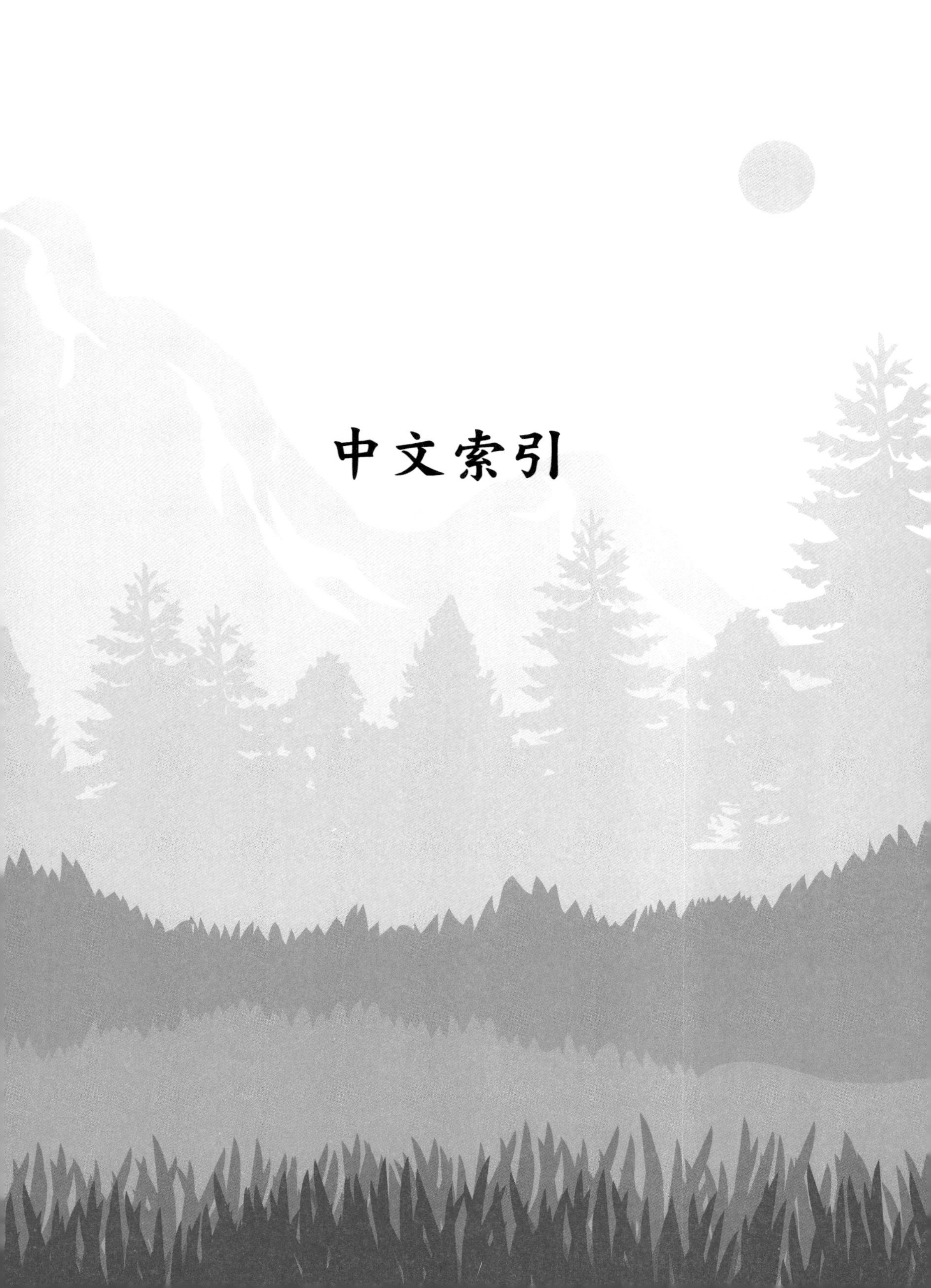

中文索引

中文索引

一～五劃

六～十劃

十一～十五劃

十六劃以上

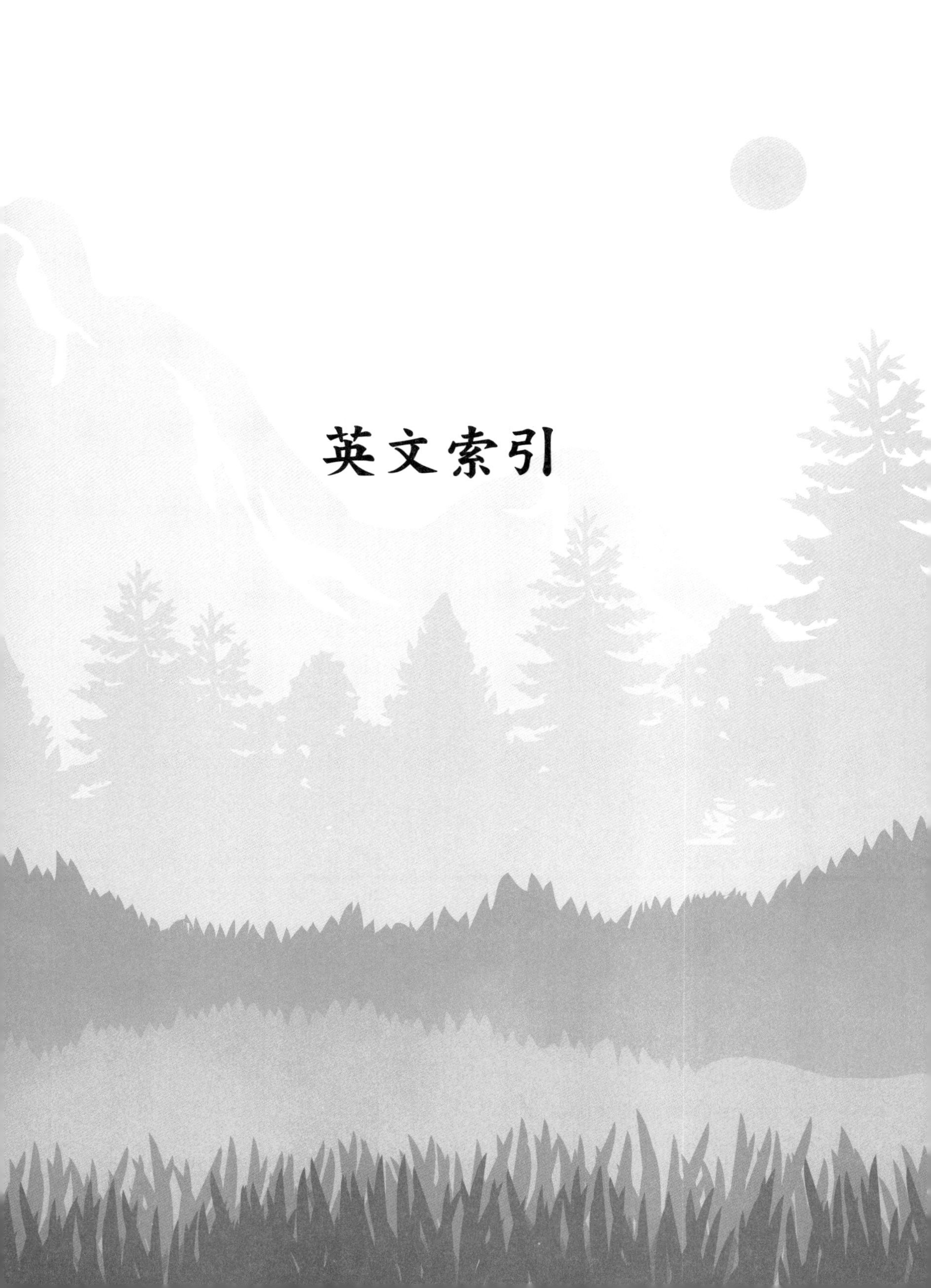

英文索引

英文索引 (Index)

A

B

C

D

E

F

G

H

I

J

K

L

M

N

O

P

R

S

筆記欄

筆記欄

筆記欄

國家圖書館出版品預行編目(CIP)資料

臨床醫學研究Step by Step : 從想法到發表的入門書/
李青記作. -- 一版. -- 臺北市 :
速熊文化有限公司, 2023.10
176 面 ; 17 x 23 公分

ISBN 978-626-97719-3-6(平裝)

1.CST: 臨床醫學 2.CST: 研究方法 3.CST: 論文寫作法
415.031 112016472

臨床醫學研究 Step by Step

從想法到發表的入門書

作者:李青記
出版者:速熊文化有限公司
地址:臺灣臺北市中正區忠孝東路一段 49 巷 17 號 3 樓
電話:(02)3393-2500
出版日期:2023年10月
版次:一版
定價:台幣 460
ISBN:978-626-97719-3-6
台灣代理經銷:白象文化事業有限公司
401 台中市東區和平街 228 巷 44 號
電話:(+886) (04)2220-8589 傳真:(+886) (04)2220-8505

法律顧問:誠驊法律事務所 馮如華律師